kokoro library

母が認知症になってから考えたこと

山登敬之（精神科医）

講談社

母が認知症になってから考えたこと／目次

装幀・イラスト　南　伸坊

第一章　優しいママとダメ息子

1

私の秘密を抱いたまま母が死んでゆく。

いまさらかなわぬ願いだが、こうなってみると、いくつか聞いてみたいことがある。

母が私を大事に育ててくれたことに疑いは持たない。愛された、といってもいい。ありがたいことに、というべきか、とりあえずその確信はある。だが、不満だってある。

それは、いってみれば、私自身が「こんな男」であることに対する不満である。それについては、私を育てた母にも責任の一端があるように思えるのだ。

私もいいかげんいい歳であるし、おかげさまで、なに不自由なく暮らしているのだから、こんなことで悩む必要はないはずだ。なのに考えてしまう。いったい全体、なにがどうして、このザマなのか？

その秘密を、私の目の前にいる、この婆さんが握っている気がするのである。だから、聞けるものなら聞いてみたい。

あなたは自分の息子になにを望んでいたのか？

どんな男になってほしいと思っていたのか？

そんなことはハナから考えてもいなかったのか？

ついでに聞けば、私の父、あなたの夫のことを、あなたはどんなふうに思っていたのか？

もし、私に少しばかりの勇気があれば尋ねてみたい。いや、勇気がどうのという問題ではない。本当のところは、その気などないのだ。答えが返ってくるあてがないからこそ、安心してこんなことが言えるのである。


私たち家族が母の認知症を疑い始めたのは一九九三年頃のことだ。それから一年ほど経って、父と二人で母を専門外来へ連れていったことがあった。そこで診てもらった医者に、「アルツハイマーだったら、十年後は寝たきりです」と言われた。

「アルツハイマーだったら、ですよ」

一呼吸おいて、その医者はフォローを入れやがった。検査を予約したばかりで、まだ正確な診断がつかない段階だったからか、目の前の親子がよほど面白くない顔をしていたからか、理由はよくわからない。

病院からの帰り道、私は父に、「検査なんかしてもしょうがないぞ」と言った。母がボケていることは事実だし、診断が確定したところで、さして打つ手もないのだから。

ちなみに、アルツハイマー型認知症治療薬ドネペジルが国内で初めて売り出されたのは一九九九年、介護保険制度が施行されたのは二〇〇〇年のことであるから、この時点では、どちらもまだ五、六年先の話になる。

私は診察室で聞いた医者の言葉に腹を立てていた。「十年後は寝たきり」だと？　あんたに言われなくったって予想はつくさ……。検査はキャンセルして、その病院には二度と行かなかった。だが、結果はあのときの医者の言葉どおりになった。

二〇〇二年の暮れまでは、母は支えてやれば自分の足で歩いていた。だが、次の年のはじめ、飯を食わなくなったので十日ばかり入院させたところ、戻ってきたときには歩けなくなっていた。母はやがて喋ることも食べることもやめ、経管栄養に頼って生きる眠り姫となった。

たしか二〇〇〇年の十一月頃からだと思うが、父が長年の介護疲れで倒れてから、私は毎週日曜日に実家に帰り、半日だけ母の相手をするようになった。みうらじゅん言うところの「親孝行プレイ」の域を出ないが、母の世話はなかなか楽しいものだった。食事をさせたり、歯を磨かせたり、トイレでオムツを換えたり。

けれども、母の寝たきり状態が増えるにつれ、数少ない私の仕事は、介護ヘルパーの手に渡っていった。べつにやりたければ好きなだけ世話したらいいのだが、なにしろモチベーションが「プレイ」レベルだから、そんな結果になってしまった。

実家の食卓は母が主役だ。かつて父の座っていた席にいまでは母が座る。日曜日の夕食は、私の妻が腕を奮った豪華なメニューを準備し、私と父が両側からそれを母の口に運ぶ。たまに、母自身が箸を持っておかずをつまむこともあるが、そんなときは一同の注目が彼女の箸の先に集まる。食べ物がそのまま無事に口まで届いたときは、おおーっ！　と歓声とも安堵ともつかぬ声があがる。

おそらく、幼い子どものいる家庭でも、似たような風景を見ることができよう。箸を操る子どものおぼつかない手つきを、家族は温かく見守り、その成長ぶりを喜ぶのだろう。私には子どもがいないので経験はないが、そんな光景を想像することは難しくない。だが、実際に私の横にいるのは、老い先短いと思われる老母である。這えば立て、立てば歩めの……、などという気持ちとはまるで違った心境で、その箸の行方を気にしなくてはならない。

箸につままれた食物は、必ずしも母の口に届くとは限らない。母はそれを皿から外にポイと投げたり、空の箸で父の手を突いたりする。そんな様子を見せられるたびに、私たちは声をあげて笑うのだが、その笑いもまた、幼子を囲む食卓に起こる笑いとは異質のものであるに違いない。

そう、違いは歴然としている。すなわち、私たち家族の時間は、母を真ん中に置いて、いまゆっくりと死に向かって進んでいるのである。

2

医者になって間もない頃だから、もう三十年ちかく前の話である。

その日、私は大学病院の外来で、初診患者の病歴をとっていた。患者は大学を何年も留年している男子学生だった。家から出ようとしない息子を、母親が心配して連れてきたのだ。いまでいう「社会的ひきこもり」のケース、当時の診断なら「スチューデント・アパシー」といったところか。

家族歴を聴取する際、私は本人を前に次のような質問をした。

「お母さんは、あなたからみるとどんな人ですか？」

そのとき返ってきた答えを、私はいまでも忘れていない。彼は真顔でこう言ったのだ。

「天使のような人です」

この言葉には、ちょっとばかり驚いた。その頃、病院に連れてこられる若い子たちからよく聞かされたのは、自分がこうなったのは親のせいだとか、親の方がオカシイから診てやってくれとか、もっぱらそういう台詞だったから。

いや、私の驚き方は、じつはもっと単純なものだったかもしれない。二十歳をいくつも過ぎた男が、初対面の人間を相手に自分の母親を「天使」と讃え、なんら恥じるところがないとは！

なにしろ、五歳の子どもが「ママって天使みたいだね！」と言って母親を喜ばせたり、七十歳になった男が母親の思い出に浸りながら「おふくろは天使みたいな女だったなあ……」と涙を流したり、というのとは話が違うのである。

その母親が実際に「天使のような人」であったかどうかは、あえて問うまい。問題となるのは、彼の母親像が「天使」に重なってしまったことと、それを許すだけの関係が母と息子の間に成立し続けていたことだ。

この関係がひきこもりの温床になった、ぐらいのことは誰もが考えるに違いない。科学的に根拠のある説明ではないが、情緒的には大いにアピールする。しかし、次のように推論することは、間違っていないと思う。

母親が「天使のような人」であり続ける限り、彼はひきこもり生活にピリオドを打てない。逆に、ひきこもりから脱するためには、一度、母親に「天使」のポジションを降りてもらわねばならない。甘えにしろ憧れにしろ、そのような位置から母親を見続けている限り、息子は母親の懐から出ていくことはできない。

天使のような母親がいるのではない。母親を天使と思いたい自分がいるだけだ。もっというなら、天使のような母親に優しく愛されている息子を、やめたくない自分がいるだけなのだ。

ところで、すでに述べたように、精神科で相談を受ける側からすると、この大学生のようなケースは少数派であって、若い連中の多くは、親を責めたりなじったり、蹴ったり殴ったりしている。かれらは、現在の自分の苦しみを親のせいにしてはばからない。その主張には、大いにうなずけるものもあれば、首を傾げたくなるものもある。

たとえば、勝山君は「百パーセント親が悪い」と言いきる。ひきこもりも摂食障害も百パーセント親が悪い。勝山君というのは、『ひきこもりカレンダー』（文春ネスコ）の著者、勝山実その人である。みずからの体験をつづった本書によれば、彼のひきこもりは、優等生挫折型の不登校の延長上にある。

勝山君は、母親のスパルタ教育で受験戦士に育て上げられるのだが、県下一の名門高校に入学したところで力尽きてしまう。そこから長いひきこもり生活が始まる。

その間、母親は自分がしてきたことを悔やむでもなければ、息子に詫びるでもない。それどころか、大学に行かないのなら働けとプレッシャーをかけ、それもかなわないと知るや食事の支度をやめ「兵糧攻め」に出たという。

そんな親に対抗して、勝山君は「専業子ども」あるいは究極の「自宅待機」宣言をし、徹底抗戦の姿勢を貫かんとする。

この息子と彼の母親との関係は、先の大学生の例と好対照をなしている。勝山君は、子どもの頃に受けた仕打ちを「虐待」と言っているから、母親は天使どころか「悪魔のような人」だったかもしれない。

長じてひきこもりとなる点では二人とも同じなのだが、勝山君のそれはもはや戦略の域に達している。そう考えると彼の方が現状認識はずっと確かだ。

しかしながら、この二人のひきこもり青年は、母親の圧倒的な支配を逃れ得ていない点においては大差ない。そういう意味では、二人ともダメな息子なのである。

けれども、それをいったら、ダメでない息子など、この世のどこにいるというのか。私は、いまなら、母親を天使に喩えたあの大学生にすら同情することができる。ダメな息子という点においては、私たちは同じ穴のムジナなのだ。

3

高校を卒業後、私は地方の大学に進学した。一浪していたので十九歳で両親の家を出たことになる。それから十年して東京に戻ったが、実家にはあまり寄りつかなかった。

それまで両親と折り合いの悪い時期は一度もなかったが、家を離れてから十年、学生を終え職を得て結婚もした私にとって、親の家は遠い場所になっていた。

いや、正確には、遠い場所にしておきたかったというべきだろう。私は実家に近寄ることを怖れていた。親の跡を継ぐだの、老後の面倒をみるだの、そういった具体的な要請や拘束はなにもないはずだった。にもかかわらず、いつか親のもとに連れ戻されるのではないかと、心のどこかで警戒していた。

親は親で、こちらの気持ちを確かめることもなしに、家を改築し二階にトイレと小さな台所を造り、いつでも帰っていらっしゃい態勢を整えつつあった。そんな不穏な動きが私をますます不安にさせた。

一度、なにかの折に、母親が私の言葉を聞きとがめ「なに？　あんた帰ってこないっていうの」と言ったことがあった。口の端に笑いをためたような表情だったが、声には凄みがあった。

だが、わが家には、昔から葛藤回避的なコミュニケーションが定着していたので、私の態度がそれ以上糾弾されることはなかった。たぶん、このときも、私はしどろもどろの返答をして逃げきったはずである。

そうこうするうちに母が静かにボケ始めた。ある日、私が実家を訪れリビングに座っていると、二階から母が降りてきた。彼女は一瞬凍ったような表情を見せてから、その戸惑いを隠すかのように大きな声で笑った。

「誰だかわかんなくなっちゃったわよ！」

父親から母の容態を聞かされていたので、こちらも慌てることはなかったが、それでも、実の母親から面と向かって、あんた誰？　と言われるのは、あまり気持ちのいいものではない。その体験は、私にとっても、やはりショックであった。

しかし、あとからジワリと、なにやら妙な解放感が湧き上がってきた。母が私の存在を忘れていくという事実が、私の心をどこかで軽くしてくれる感じ。この感覚もまた、私自身に小さな衝撃を与えた。

じつは、このときの「母が私の存在を忘れる」という認識は一部誤りであったことが、のちの親孝行プレイを通して確認されることになるのだが、それについては、またべつの機会に述べることにしたい。ここで急いで検討すべきは、私が感じた「妙な解放感」の方である。

私はなにから「解放」されたがっていたのだろうか。それは、いうまでもなく、母親の呪縛からである。もう一度、「愛」という言葉を使うなら、優しい母親の愛に縛られた息子という役回りからの解放。私の場合、その役はとっくに降ろしてもらったつもりだったのに、どうやら考えが甘かったようだ。

ここにきて、私はようやく気づくのである。自分にとって、いかに母の支配力が強大であったかということを。それはまた、自分のダメ息子ぶりに、あらためて気づかされた瞬間でもあった。

ここで私のいう「ダメ息子」の「ダメ」は「甘ったれ」とほぼ同義である。息子たちはみな間違いなく甘ったれである。

みな？　それはおまえの事情だろう、という声が聞こえてこないでもないが、いまは無視しておこう。母親から生まれ母親に育てられる運命を持った男たちは、ともかく、みんな甘ったれでダメなのである。

もちろん、世の中の母親すべてが優しく、息苦しいほどの愛を持って子どもを育てているとは限らない。なかには子どもを捨ててしまう者もいる。

だが、そうやって捨てられた子どもは子どもで、優しいママのイメージを追い求めるに違いない。その子が男子であれば、私は彼もまた「ダメ息子」と呼ばれるにふさわしい存在であると思うのだ。

すなわち、この世の中は、優しいママに甘やかされたダメ息子と、優しいママを求めてやまないダメ息子で溢れている。本書では、そんな優しいママとダメな息子の生態と心理を、私自身の生育歴をもとに考察してゆくつもりである。

第二章　母の日記

1

母の記憶の引き出しがうまく開かなくなったのは一九九三年頃からである。

この年の二月、父が初めて異変に気づく。買い物から戻った母が、空き巣に入られたと大騒ぎして、交番から警官を呼んだのだ。預金通帳をいつもの隠し場所にしまって家を出たのに、帰ったときにはそれが頭から抜けていた。

それからというもの、時が過ぎゆくにまかせて、母はいろいろなものを忘れていった。口座の暗証番号、依頼された伝言、料理のレシピ、劇場への道順、草花の名前、親類縁者の氏名、旅の思い出、そして息子の顔……。

一口に長期記憶の障害といっても、物や人の名前を忘れるのと、昔の思い出や身についた物事の手順を忘れるのでは、脳の働き方になにがしか違いがあるはずだ。また、人の名前が出てこないのと、人の顔を忘れるというのでは、これもだいぶ違った話に思える。たとえば、「ホラ、あの俳優、誰だっけ？『ふぞろいの林檎たち』に出てた……、ああ、ダメだ、ここまで出かかってるのに！」と、さんざん気持ちの悪い思いをしたあげく床に就き、夜中にトイレに起きて、「あ、わかった！　岡本信人！」。こういう経験を、私たちは日頃からよくする。

顔も出演した番組も役も、みんな覚えているのに、氏名だけが出てこない。これなどは、「岡本信人」に関する情報の入った棚を識別し、本人の名前以外の情報に関する引き出しはすべて開けたのに、ただひとつ肝心の引き出しが開けられない状態というところだろう。

これに対し、「どこのどなたか存じませんが、ご親切にどうも……」と、せがれに頭を下げる井口たそがれ清兵衛の母は、目の前の男が自分の息子であることが認識できない。この場合は、名前どころか自分との関係すらわからなくなっているのだから、「清兵衛」情報の棚丸ごと、どこに置いてあるか探し出せない状態である。

岡本信人の例は、中年に入れば誰でも経験することであるから、清兵衛の母のケースとは区別しないといけない。つまり、われわれの日常的な物忘れと認知症の記憶障害は同じものではないということだが、ここから先はややこしい脳科学の領域に突入してしまうので深入りは避け、私の母の話に戻ろう。

右にならえば、母の場合は、言うまでもなく清兵衛の母のケースに同じだ。しかし、ここで重要なのは、私は母の記憶の棚から消えてしまったわけではなく、彼女がその棚を見つけられなくなったにすぎないということである。これは清兵衛の母にとっても、おそらく同じだ。

私は、一九九八年に最初の著作『拒食症と過食症』（講談社現代新書）を上梓したが、このとき母はすでにじゅうぶんボケていた。本の内容を理解できないのはもちろん、息子の書いたものが初めて世に出たことの意味すらわからなかった。

しかし、ある日、その本を手にした母は、裏表紙に載った息子の写真を指さして、こう言ったそうである。

「あたし、この子、大好きなの」

なんだか可哀想になっちゃってさ、と言いながら、その話を聞かせた父の無邪気を私は呪ったが、なんとなく母の記憶のありようがわかった気がした。引き出しがうまく開くときと開かないときがあるだけで、その中から自分の情報が消えてなくなったわけではないのだと。

実家を訪ねた私を見た母が、「誰だかわかんなくなっちゃったわよ！」と叫んで以来、私は自分に関する記憶が、母親の中から次第に消えていくのだと思っていた。しかし、その後、毎週日曜日の「親孝行プレイ」を続けるにつれ、その認識は間違いだということに気づいた。

母は口をきかなくなり、歩かなくなり、飯さえ食わなくなって、一日の大半を眠って過ごすようになった。しかし、目を開いているときに顔を覗き込むと、「あら、あんた来てたの」という表情をすることがある。車椅子に座らせて、リビングに連れてくると、かたわらの妻に会釈をしたりもする。

もちろん、まったく無反応というときもある。いや、いまではそういうときの方がはるかに多いのだが、基本的に本人のアウトプットが限りなくゼロに近づいただけであって、記憶が失われたとするのは正しくない。

言葉を失った老人を囲んで、「ほら、〇〇さんよ、わかる?」などという言葉かけがされることがよくある。私も、親族が母を見舞いに来たおり、同様の光景を幾度となく目にした。気持ちはわからなくもないし、私もオトナであるから、わざわざ非難めいたことを言うつもりもないが、どうにもいただけない態度だと思う。

なぜなら、それは目の前の人間に対する、そして、その人とともに過ごした自分の時間に対する冒瀆だからである。

2

母の認知症が進行しつつあるとき、私の父はそれを少しでも食い止めようとして、いろいろと試行錯誤を繰り返したらしい。といっても、画期的なアイデアはこれといってなく、昔のアルバムを見せたり、万葉集の句などを繰り返して言わせたりといった程度のことだ。その際、母の思い出の品々をひっくり返していたら、ひとつ面白いものが出てきた。女学校時代の日記である。

母が女学校に通っていたのは、ちょうど日本が太平洋戦争に突入した時代に重なる。まさに『極東版・アンネの日記』といいたいところだが、そこまで面白くはない。

母の文才のなさにもよるが、なにしろ、学校に提出する夏休みの宿題である。読んだところで、乙女の胸の内を覗き見るようなドキドキ感は得られない。けれども、歴史的資料としてなら、そそられるものがなくもない。

おそらく学校が配布したであろう既成の日記帳は、表紙に「鍛錬日誌・昭和十八年度」の文字があり、椰子の実と日の丸をあしらったデザイン画がついている。扉のページには、「山本元帥挽歌」と題する歌詞が載っている。

さらにページをめくると「夏に鍛へよ！」というタイトルで次のような檄文。

「一億國民崇仰の的たりし山本元帥の陣頭散華、アッツ島守備隊の壮烈無比なる玉砕、嗚呼誰かその殉忠の精神に泣かざるものがあらうぞ！　暑さを喞つこと勿れ！　物資の不足何するものぞ!!（後略）」

これにつられてか、母の日記の一ページめ、昭和十八年八月一日の記録は、こんな勇ましい調子で始まる。

「いよいよ女学校最後の夏休みを迎へる。けれども夏休みではないのだ。夏期鍛錬期である。いつもならもう海へ行つてゐるが、今度は大分違ふ。その一日目を勤勞奉仕で迎へた」

そのページには「海鷲、レンドバの敵艦船を雷爆」なる新聞記事の切り抜きも貼ってあった。なかなかどうして感心な軍国少女ぶりではないか。

私は、朝早くから軍需工場のラインに立ち額に汗して働く母の姿を想像した。しかし、そのイメージはすぐに壊れた。母の「勤労奉仕」とは、近所の公園に集まった子どもの遊び相手をすることだったのである。

日誌の裏表紙に書かれた住所を見ると「東京市麹町區麴町三丁目二番地」とある。当時、母の生家はその地で毛織物商を営んでおり、暮らしむきはなかなかのものだったらしい。つまり、母はいわゆるひとりの山の手のお嬢さまだったのであり、だとすれば、勤労奉仕の内容も推して知るべしである。

日記をめくっていくと、十日間の「奉仕」を終えた母は、二人の妹とご学友を連れて茅ヶ崎の別宅へ出かけたことがわかった。おまけに、女中が一人「オーチャク病」を起こして手が足りなくなったので、家事を手伝うために出発を一日延ばしたなどと書いてある。

国家の非常時にけしからん話であるが、山本元帥を失って戦局が傾き始めたとはいえ、東京市民の暮らしは、まださほど深刻な影響を受けていなかったのだろう。

茅ヶ崎の別宅の話は、私も子どもの頃によく聞かされていた。私の祖父、すなわち母の父親は、いわゆる不労所得者で、茅ヶ崎の家に暮らし、謡をやったり温室でメロンを育てたりしていたという。麹町の家には母の祖父母と弟妹たちが住んでいて、母親は二つの家を往ったり来たりしていたようだ。

このように、母の少女時代は、私の子どもの頃や現在の生活と比べても、格段に贅沢なものであった。想像するだけで羨ましいやら、うらめしいやら。だが、それだけに戦後の凋落ぶりは見事だったらしく、その点は同情に値する。

なにしろ、祖父に経済力がなかったため、一家を支えていた曾祖父が死んでからというもの、財産を切り売りして暮らすしか方便がなかったのである。母の古い文箱からは、祖父が親の商店から借金した際の借用証まで出てきた。

その店も戦後間もなく経営が立ちゆかなくなり、麹町の家も茅ヶ崎の土地も人手に渡ってしまう。母は勝ち気な性格でプライドも人一倍高かったから、そのなりゆきを歯がみする思いで見ていたことだろう。

しかし、「鍛錬日誌」をつづる少女は、まだ自身の運命を知るよしもない。湘南の海で海水浴をし、横浜の元町に靴を買いに出かけ、家で蒸しパンをつくり、「徒然草」を読み、妹たちとダイヤモンドゲームをするなどして、のんびりと夏休みを過ごすのであった。

日本が終戦を迎えたのは、それから二年後、母が二十歳になった年の夏のことである。

3

母の「鍛錬日誌」は、この年のものだけでなく、昭和十六年と十七年版の二冊が発見された。三部作である。

日誌の発見は、母方の親族、ことに叔母たちには好評で、一時さかんに話題に上った。彼女たちは、私の母に比べると奔放な性格なので、几帳面にものを保管する習慣もなかったのだろう。それ以前に、まじめに宿題をしていなかったのかもしれない。

「これを読むと、お姉さんがトオルを可愛がってたことがよくわかる」と、叔母の一人が言ったことがある。トオルというのは、母より十歳年下の弟だ。三人姉妹の下に一人だけ年の離れた男の子がいたのである。

たしかに、日記にも幼稚園の弟がたびたび登場している。おやつにマンゴーの缶詰を食べた日、「南の兵隊さん、これ食べてるね」と弟が言った、などという記載がある。同じページには、帝国海軍航空部隊がベラベラ島方面で大いに戦果を上げた、という大本営発表の記事が貼り付けてある。

戦後、母親を亡くした長女は、年の離れた弟の面倒をよくみた。母親代わりのつもりだったのか、参観日には学校に出向くこともあったそうだ。それぞれに家族を持つようになっても、お互い行き来が多く、歳をとってからは、母の方が逆に叔父を頼りにしていた。

叔父は、仕事の関係で外国暮らしが長く、いちばん下の子どもはブラジルのサンパウロで生まれている。日本が高度経済成長期にあったとはいえ、当時でもめずらしい子だくさんの家で、女の子を一人はさみ、上と下に二人ずつ男の子がいた。叔父の一家は、帰国してから私の実家の向かいに住んだので、小さな従弟たちは、さかんに家に出入りしていた。

叔父は一九九四年の夏に亡くなった。本当に突然のことであった。脳卒中で路上に倒れた叔父は、そのまま還らぬ人となった。

母はすでにアルツハイマー病が進みつつあり、最愛の弟の死をどこまで理解していたのか、出棺に際しても涙を見せることはなかった。だが、母にとっては、病がかえって幸いしたとも思える。

叔父のいちばん下の子は、名前をアキラといって、家族が帰国したときはまだ二歳だった。飛行機が見えると、空を指さして「アビヨン」と言った。日本語を覚えるようになってからは、「やあとしゃん、やあとしゃん」と母によくなついた。母の方も、このいちばん小さな甥をよく可愛がった。

こうして書いていて思うが、私の母はきっと「男の子」が好きだったに違いない。

だいぶ以前、年配の女性カウンセラーと話したときに、男の子も育ててみたかったという話を聞いたことがある。

「男の子のいるお母さんて、子どもがトンカツ食べてるのをうっとり眺めてるイメージがあるのよね。だから」

面白いことを言うなと思った。彼女には三人の娘がいたが、息子は一人もいなかった。私の母も、そんな「トンカツうっとり系」の母親だったのではなかろうか。

年の離れた息子のような弟、ホンモノの息子の私、孫のような甥。母にはいつも可愛がる対象となる男の子がいた。私が大学に入り家を離れてからは、アキラが私の抜けた穴を埋めてくれたが、こいつもいいかげん成長してからは、母の相手をしてばかりもいられなくなった。

その後、私の姉のところに初めて男子が生まれることになるが、この孫の誕生を待ちきれずに母の認知症は始まった。いわゆる「空の巣症候群」が、呼び水になったのだろうか。この説明は、わかりやすすぎてつまらないが、私はそれなりに納得している。

母の横たわるベッドのかたわらにいて、私は彼女の記憶の棚を思う。薄暗い静かな部屋に並ぶいくつもの棚。おびただしい数の引き出し。それを開けようとする者は、しかし、もう誰もいない。

そして、同時に、私は若かった母の夏の日を思う。

終戦後、ハリウッド映画が次々に封切られるようになったとき、母は小学生の弟を荷台に乗せて、街の映画館に自転車を走らせたという。

「世の中にこんなに楽しいものがあるのかと思ったわよ」

母はそんなふうに私に話したことがある。

海岸沿いの道を、白いブラウス姿の母が、ペダルを踏んで自転車を飛ばしていく。その背中に、小学生の叔父が必死でしがみついている。まるで、総天然色映画の一シーンのようだ。

強い夏の日射しを跳ね返して、湘南の海がまぶしい。こんな日は、江ノ島が近くに見える。

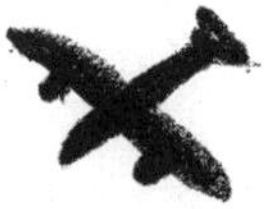

軍国少女の母

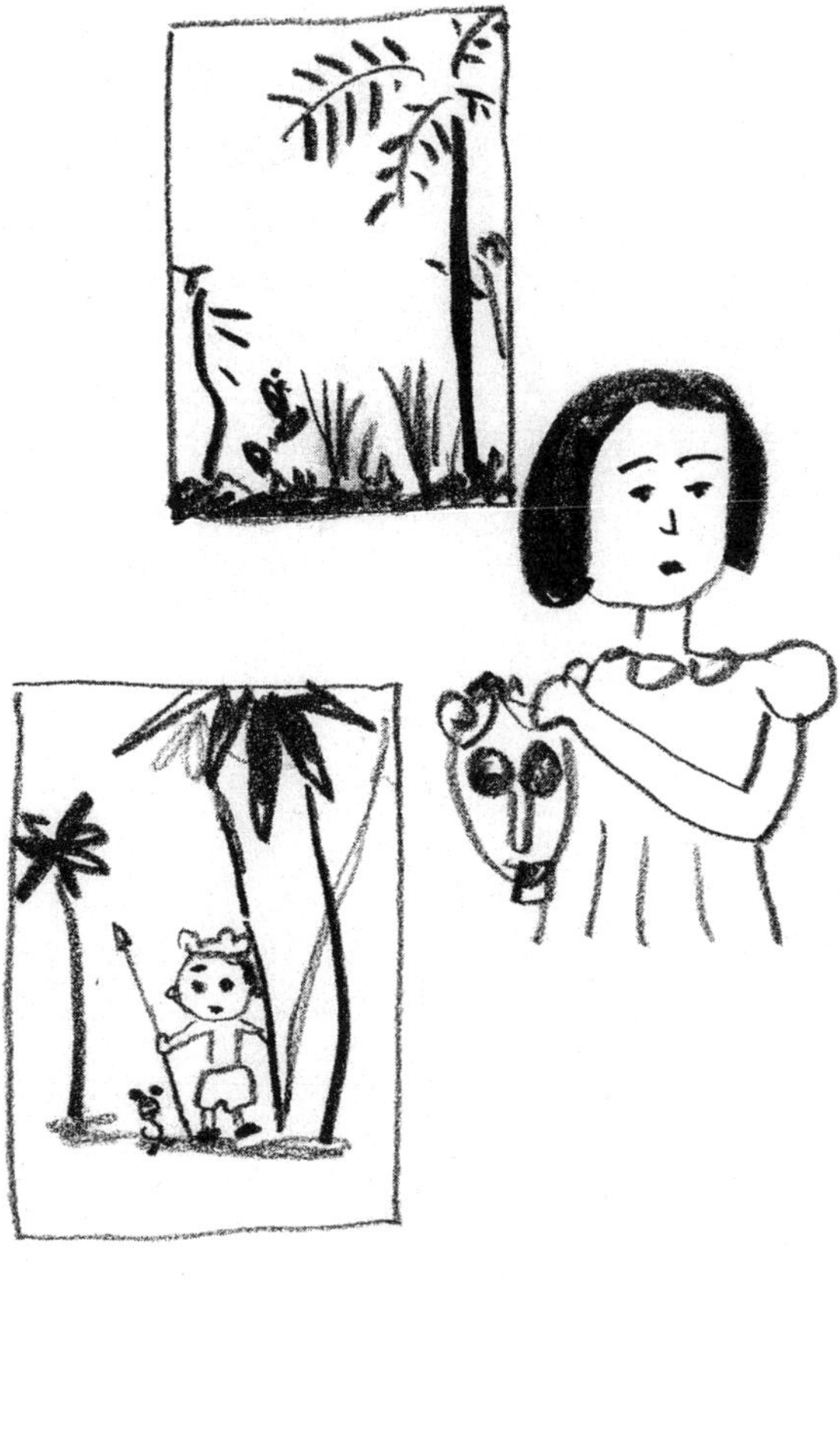

第三章　家族のエロス

1

二〇〇四年一月、母の体重は二十六キログラムまで落ちた。

前年の暮れに、実家に帰っていたら、介護に来ていたヘルパーさんが母を抱いてベッドに運ぶところを見た。ダイニングの椅子から隣の部屋のベッドまで、私はいちいち車椅子に乗せて移動させていたのだが、考えてみたらたいした距離ではないし、抱いて運ぶ方が手間がない。

そこで、さっそく真似をしてみた。ベッドに抱いて運ぶといっても、まさか、お姫様ダッコではない。正面から向き合った形で袈裟に抱く感じである。

そうやって持ち上げてみると、たしかに母は軽かった。おまけに、背骨や四肢の関節が拘縮しているので、全身が棒のようになっていて抱えやすい。グニャリとならないのである。そういうわけで、それからというもの、私の週末の親孝行プレイに車椅子は不要になった。

私が、母の体重を聞いて驚かなかったのも、その体を抱いて三歩以上スタスタ歩めたのも、なんのことはない、見ればわかるからである。アルツハイマー病の母は、その二、三年前からほとんど自力では食べなくなり、一年前からは食べさせても食べなくなり、この年の正月には鼻から胃にチューブを通して栄養を入れるありさまだった。骨と皮の姿は、すでにして即身仏のようである。

ふだんは日曜日にしか実家を訪れないので、私の仕事はせいぜい母をダイニングに運び食事をさせるぐらいだが、正月休みのように数日滞在するとなると仕事も増える。とはいっても、オムツ交換など私の嫌いな仕事はヘルパーさんにしてもらうので、たいしたことはない。

母がまだ歩ける頃は、私も母のオムツを換えていた。夕食を介助し、歯を磨かせ、トイレでオムツを換えて、ベッドまで連れていって着替えをすませてから寝かせる、というのが日曜の夜のフルコースだった。

ところが、母が寝たきりになってからというもの、オムツ交換がきつくなった。というより、ヘルパーと父親まかせにして、自分ではやったことがない。トイレでは平気で、ベッドではできないというのはなぜだろう。これは考察に値する。

オムツ交換の際、母親の陰部を覗き込む体勢が嫌なのではないか。私はまずそう考えた。トイレでは、母親の正面に立ち、パジャマの下とオムツを下げて便器に座らせ、陰部周辺を蒸しタオルで拭いてから、新しいオムツに換えればすむ。これがベッドとなると、オムツを尻の下に押し込まないといけないので、母親の下半身を持ち上げたり転がしたりする必要が生じるのだ。

タオルを間において触るだけならまだいいが、なにかの拍子に目に入ってしまったらどうしよう……。つまり、私は母親の性器を目のあたりにするのを怖れている、というわけである。

しかし、これはちょっとやり方を工夫すれば、避けられる問題かもしれない。それこそこちらが覗き込むようにでもしなければ、勝手に目に飛び込んでくるものでもないだろう。だいいち、たまたま見てしまったからといって、いまさらトラウマになるような歳でもないのである。

そうすると、もっと積極的にオムツ交換を嫌がる理由がありそうである。いましばらく、母親の下半身まわりについて考えてみることにしよう。

2

正月の滞在期間に、私がもっとも怖れていたのは、母の浣腸の介助であった。こちらもふだんは看護師にお願いしているのだが、正月の間は訪問看護が休みなので、家族でなんとかしなくてはならない。

私は前年の正月に、父を手伝って、一度だけ母の浣腸を経験しているが、これがやはりきつかった。人便の臭いは、一時のガマンですむからべつにいい。肛門を指先で探り当て浣腸器を差し込むというのがきついのだ。浣腸器といっても、イチジク浣腸のような可愛いサイズではない。業務用（?）のグリセリン浣腸だ。

今年はなんとか勘弁してもらえないものか……、と私は内心びくついていた。すると、そんな私の胸の内を察したのか、父が「ヘルパーさんとするからいいぞ」と言ってさっさとすませてくれた。ラッキーであった。

ちなみに私の父は、小児科医を四十年ちかくやっていた男なので、浣腸はもちろん、経鼻チューブの挿入も褥瘡の処置も、なんでもござれなのである。私は精神科の医者なので、身体的処置がいまひとつ苦手……、いや、こういう仕事はみな看護師の領分だから、科がどうのというのは理由にならない。要はモチベーションの問題である。

実際のところ、妻の介護にかける父の熱意には、目を見張るものがある。もし、体が言うことをきくならば、いまでもみんな自分でやりたがるだろう。事実、母の認知症が明らかになって数年間はそうしていたのだが、そのおかげで体を壊し、結果的に人を頼まなくてはならなくなった。そうでなくても、父は齢八十を越えているのだから、自分の身の回りだってそろそろあやしくなっているのだ。

話題を戻そう。息子の立場に立ったとき、母親の下の世話をすすんでやりたがる男は、そうはいないと思う。ところが、私の場合、そこには順位があって、オムツ交換もトイレは平気でベッドだとイヤ、浣腸はもっとイヤなのであった。そして、それはどうも糞尿系、不潔系に属する何かを嫌ってのこと、ではないように思われた。

私が真に怖れているもの、それは、ベッドに横たわる母親の下半身に関心を向けざるをえない状況そのもの、なのではないか。このことに気づいたのは、これまた正月に、ベッドサイドで父を手伝って母の鼻にチューブを挿入したときであった。

これは、おそらく、近親相姦のタブーに触れるテーマなのである。このような結論は、つきなみすぎて面白味に欠けるかもしれない。だが、私自身それになかなか気づかなかった事情の方が、ここでは重要に思える。

浣腸を介助した時点で気づいてもよさそうな話ではある。しかし、尻の穴に管を挿入するという行為は、私の想像力をかきたてるには、あまりに直截的すぎたのだろう。鼻の穴に管を入れる方が、行為としては象徴性が高い分、かえってインスパイアされるところがあったということか。

いや、それよりも、枕に載った母の頭と、その両側に位置した父と私の頭、これら三つの頭がつくった三角形に意味があるのではないか。すなわち、母の頭を頂点にした、この「エディプスの三角形」によって、私は自分の母親とのエロス的関係を考えさせられる羽目になった、という……。

3

エディプスとくれば「少年ハンス」だ。フロイトが、エディプス・コンプレクスの仮説を証明するにあたり、臨床例として引いてきたのが、この馬を怖がる五歳の男児であった。

恥ずかしながら、私がハンスの症例をまともに読んだのは、この業界に入って二十年ほど経ってからのことである。近所の女子大の大学院で、週一コマ「精神医学」の講義を持つことが決まったとき、学生に読ませてみようと考えた。教える方が知らないのもまずいので、慌てて読んだのである。

もちろん、私だって、この症例の重要性、精神分析学における歴史的意味については知らなかったわけではない。自分自身の大学院時代のノートをひっくり返してみたら、「ハンスは読め！」と書いてあった。

忘れもしない、小田晋教授の精神病理学特講ゼミ。このときの宿題を、二十年かかってやっとやり終えたわけである。せっかくなので、症例の概略を説明しておこう。

ハンス少年の馬恐怖が始まったのは四歳九ヵ月のときだが、それ以前から、彼には性器や出産、子どもの誕生などに関する旺盛な好奇心が確認されている。フロイトは、この子の性にまつわる言動を拾いながら、馬恐怖症の原因を探っていく。

もっとも、フロイトがハンスを面接したのは、治療期間中ただの一度だけで、直接相手をしていたのはハンスの父親である。フロイトは父親をスーパーバイズする形で、ハンスの治療を行った。

さて、ハンスの幼児期の性に対する関心が、どのように恐怖症とつながるのだろうか？　まず、ハンスは母親が大好きだった。しかし、そのことをおおっぴらにすると、父親に怒られるのではないかと怖れていた。つまり、子どものこころの中では、母親に対する近親相姦願望が父親への恐怖によって抑圧されていたのである。

これが馬恐怖へと「置き換え」られたとフロイトは解釈した。要するに、ハンスが本当に恐れていたのは、馬ではなく、自分の父親だったというわけだ。

「おまえ、言っとくけどね、ママはパパの女なんだからな。いつまでもママが好き、ママが好きって、ママのおしりを追っかけていると、パパがおまえのおちんちんをちょん切っちゃうぞ」

父親がこのような態度に出ることを、息子は無意識のうちに恐れていた。精神分析学では、このとき息子が感じる恐れを「去勢不安」、息子・母親・父親の三角関係にみられるこころ模様を「エディプス・コンプレクス」と呼んでいる。

けれども、現実的に言って、右のような言葉で息子を脅かす父親はいないだろうし、息子の方にしたって、本気で「おちんちんを切られる」と心配するやつは少ないだろう。すべては深層心理における駆け引きであり、私たちに観察できる人間の言動は、その象徴的な表れであると言える。そして、このエディプス・コンプレクスは人類普遍の物語であるというのが、フロイトの主張でもあった。

人類普遍ということならば、この時代、極東の小さな島国に住む親子の物語に重ねても間違いではないはずだ。しかし、よく言われるように、フロイトの理論は、二十世紀初頭のウィーンの文化とフロイト自身の父親葛藤の影響を色濃く受けている。だから、これを私自身の事情にどの程度重ねていいかはわからない。

これも、また言われるところだが、日本の家庭にエディプスの三角形をそのまま持ち込むにも無理がある。わが国の家族は、夫婦関係を軸に置く欧米と違って、親子関係を軸に回っている。さらに、戦後の核家族化、昨今の少子化は、親子は親子でもとくに母と子のラインを太くした。このような文化のもとでは、「ママはパパの女」という関係が見えにくい。

むしろ、日本の多くの家庭は、「ママはパパにとってもママ」という関係でこれまでうまくやってきたのであって、そこにはそもそもエディプスの三角形の成立する基盤がない。あるいは、母親を頂点に置いて父と子が底辺のラインを結ぶ三角形があるというべきか。

いや、それではただの「三角関係」と変わりない。子どもに正しく「去勢」を行えないシステムに、悲劇の王「エディプス」の名を与えるわけにはいくまい。その意味では、私の育った家も、ごたぶんにもれず、「エディプスのいない家」だったのである。

4

ベッドに横たわる母は、息子の私にいろいろなことを思い出させる。

私は中学生まで母親と同じ布団に寝ていた。第二次性徴の訪れが遅かったことや、わが家の狭い住宅事情のことは言い訳になるまい。中学生になった年、両親は郊外に家を建て、私も自分の部屋をもらったが、なかなか一人で寝られるようにならなかった。

最後に母親の布団に潜り込んだのは、一九七二年の四月十六日のことだった。なぜ日付まで正確にわかるかというと、その日は川端康成の命日だからである。私は自分のベッドの中で、文豪の自殺を知らせるラジオニュースを聞いて眠れなくなり、両親の寝室に逃げ込んだのだった。

それまでも、おなじようなことがたびたびあったが、母は一度も私を布団から追い出したことはなかった。そして、不思議なことに父もなにも言わなかった。私たち親子は、じつに長きにわたって、母親を真ん中に仲良く川の字に寝ていたのである。

これだけでもかなり恥ずかしいが、幼い頃の記憶に、もっと恥ずかしい思い出がある。

私の母は無精なところがあったのか、朝起きると寝床の中で服を着替える習慣があった。そんなとき、裸になった母を見た父は、チャンスだ、チャンスだ！ などとはしゃいだふりをして母の体に触ろうとするのだった。幼い私は、それをやめさせようとして父に飛びかかっていくのだが、母は母でそんな息子を、やっつけろ、やっつけろ！ とはやし立てた。

このような朝の親子ゲームは、私自身に羞恥心が生まれ、自粛されるにいたるまで続いた。母はともかく、父は「そんなことをしてると、おまえのおちんちんを切っちまうぞ」という態度を示すべきではなかったか。

父がそれ相応の男で、息子をさっさと夫婦の寝室からたたき出していたら、わが家でもエディプスの三角形がきちんと機能していたら、私もさっさと「ママ」をあきらめられたのではないか。「早くパパのような大人の男になって、自分の女を見つけるぞ！」という気になれたのではなかろうか。

しかし、前述のとおり、ごく平凡な日本の家庭においては、そんなことを望んだところで、しょせんはないものねだり。かくして去勢され損なった私は、甘ったれであきらめの悪い子どものまま育つことになった。

それでも、そういう自分に対して、子どもながらに忸怩たる思いもあり、思春期以降は努めて母親から離れようとした。母親に呑み込まれるような不安も、潜在的にはあったかと思う。地方大学の医学部に進学し、物理的に母親との距離ができたことで、どうにかこうにか親離れに成功した。

いっぽう、母の方にしてみれば、これが誤算だったといえよう。彼女は幼稚園から大学まで、自分の選んだ学校に息子を通わせたが、最後に来て選択を誤ったことになる。私はその土地で、妻となる女を見つけることになるのだが、これがまた非常に手のかかる女であったため、母親のことを思い出すヒマがなくなったのである。

だがしかし、最後に勝つのは、どうしたって母の方なのだ。あの聡明で勝ち気な女が、こんなに見事にボケるとは、こんなやり方で息子を手元に呼び戻すとは、まったく予想外だった。

ベッドの上のオムツ交換を嫌うのは、私の空しい抵抗だろうか。それでいながら、棒のような体になった母を抱き上げるとき、自分の内にどこかしら誇らしい気持ちが湧くのを感じる。そして、その背後から妻がどのような視線をなげかけているのか、そんなことを気にしている自分を発見する。

そう、そのとき私は確信するのである。この婆さんは、いまもって、私の「大好きなママ」であることに変わりないのだと。

第四章　わが町、東京

1

私のクリニックは渋谷区の恵比寿にある。二〇〇四年の夏、病に倒れた職場のボスが、突然の廃業宣言。そのクリニックをそっくりもらって開業した。ボスが開業したのはさらにさかのぼること十三年、その当時から私はクリニックを手伝っていたので、もう二十年以上、この土地に通っていることになる。

クリニックが間借りしているビルのオーナーは、私の幼なじみK君の父上である。これはまったくの偶然。私がその事実を知ったのは、ボスのところで働き出して何年もしてからのことだ。

あるとき、小学校の同期会で、たまたま隣になったK君と話していたところ……。

「恵比寿の病院に勤めてるんだって？」

「うん、前に西口の方にボウリング場があったのわかる？　あの前の坂を上ってさ、小さな鰻屋の前を右に曲がった……」

「え？　それボクんちだよ！」

と、このような会話があって、私の職場がK君の生家と同じ場所にあることが判明したのだった。

子どもたちが大人になって家を出たので、父親は家を壊してビルを建てた。老夫婦は上の階に住み、下の階をテナントに貸すことにした。その最初の店子になったのが、私のボスだったわけだ。奇遇である。

私も、K君と同じ渋谷区の生まれだが、家は千駄ヶ谷にあった。いまの住所でいうと神宮前二丁目である。恵比寿からならJR山手線で二駅、原宿で降り、竹下通りを抜けて徒歩十分の場所だ。

それだけ離れた土地に住む二人が幼なじみというのは、私たちが同じ幼稚園、小学校に通っていたからである。ところが、これがまたややこしいのだが、その幼稚園と小学校は渋谷区ではなく千代田区にあった。

五歳になる年の春から、K君は恵比寿駅から国鉄山手線と総武線を乗り継ぎ、私は千駄ヶ谷駅から総武線に乗って、四谷にある幼稚園まで通った。いや、K君は電車通園ではなく、ママに自家用車で送ってもらっていたかもしれない。

　昭和三十年代半ばのことであるが、すでに自家用車で送迎される幼稚園児は珍しくなかった。私もときどき、友だちのお母さんの運転する車に乗せてもらったことがある。いまも記憶に残るのは、同じ月組に通うケイコちゃんの家のヒルマン。淡いツートーンカラーの美しい英国車だった。

　車種はなんだったか忘れたが、仲良しだったオサム君の家の車にも何度か乗せてもらった。あるとき、後ろの座席でふざけていたら、急にドアが開き、オサム君が外に転がり落ちて大騒ぎになった。さいわい赤信号で車が停まっていたので、ことなきを得たが、車の造りからしても交通量からしても、いまの時代にはおよそありそうにない出来事である。

　そのオサム君が、中学生のときに渋谷区に越してきた。彼のお父さんは、一代で財界に名を成した人だったので、戦前からの高級住宅街に豪邸を構えた。同じ頃、オサム君一家と入れ替わるようにして、私の家は都下に引っ越した。そのあと長いこと、オサム君とは疎遠になっていた。再会を果たしたのは、三十歳を過ぎてから、やはり小学校の同期会がきっかけだった。

　いつだったか、彼の実家を訪ねたことがある。オサム君は、父親の跡を継いで二代目の社長になっていた。家の近所には、芸能人が競って子どもを通わせることで有名な幼稚園があった。

「あの幼稚園の前によ、ヤマト、毎朝ロールスロイスが停まるんだ」

オサム君は嬉しそうに言った。豪奢な英国車から降りてきた運転手が、うやうやしくドアを開けると、園児服を着た男の子が座席からピョンと跳び出て、そのまま門をめざして走っていくという。

「いったいどこのガキかと思って、うちに来てるクリーニング屋に調べさせたのよ。そしたらさ、誰だと思う？　金魚屋だよ、金魚屋！」

オサム君はもっと嬉しそうに言った。「金魚屋」とは彼一流の差別的表現である。なんでも、錦鯉の養殖だか販売だかで成功した家の子どもだったそうだ。

幼稚園児を運転手付きのロールスロイスで送迎する親も親なら、出入りの洗濯屋に密偵をさせるオヤジもオヤジである。

「おまえも似たようなもんじゃねえの」

私がからかうと、オサム君は笑って答えた。

「いやあ、ヤマト、俺にいくら金があってもよ、ガキをロールスでは送らせねえ」

2

私の生家は、いまではアパートに姿を変えている。私が子どもの時分、この近所は小さな家々が軒を重ねるようにひしめきあっていた。現在も一部に当時の面影を残しているが、アパレル関係のオフィスに姿を変えた家も多い。それでも、表参道や竹下通りの喧噪からは、なんとか逃れられている場所だ。

当時のわが家は、三十坪にも満たない小さな土地に建っており、私が生まれた当時はまだ平屋だった。八畳と六畳が一間ずつ、あとはダイニングとカタカナで書くのもはばかられる三畳間、それに台所と風呂場があった。便所は汲み取り式であった。

間取りでいえば、いまの私が夫婦二人で暮らしているマンションの３ＬＤＫよりも小さな家だった。しかし、昭和三十年代初頭のことであるから、そんなに貧しい暮らしでもなかったと思う。

家族は、私と姉、両親、父方の祖父母の六人暮らしだった。私が四歳のとき、祖父が死んだ。祖父は長いこと病床に伏していたが、その同じ六畳間では、祖母が裁ち台を広げて縫い物をしていた。注文を取っていたわけではないが、近所の人や知人が反物を手にして訪れ、仕立てを頼んでいくことがあった。

仕事を終えると、祖母は三味線を取り出し長唄や清元の稽古をした。そうかと思うと、墨をすって書を書き、経師屋を呼んで軸を作らせたりもしていた。東京の下町に生まれた祖母には、そのような嗜みがあった。

この祖父母の部屋は、ダイニングと続きになった造りで、家族の居間でもあった。箪笥の上には真空管のラジオが載っており、仏壇の横にはテレビが置いてあった。

いっぽう、玄関をはさんだむかいの八畳間は、若い夫婦と子どもたちの寝室、書斎、子ども部屋に使われていた。この部屋にはミシンもあった。母もべつに洋裁を商売にしていたわけではなく、ミシンを踏むのは家事のひとつだった。姉も私も小学生まで母のお手製の服を着て過ごした。

幼い私は、二つの部屋を行き来しながら、祖母の絎台や母のミシンを橇や車に見立てて遊んだ。それに飽きると、長靴をはいて庭に出て、土をほじくり返したり、繁みの中に虫を探したりした。

庭は文字どおり猫の額ほどの広さであったが、イチジクの木が枝をはっていた。板塀に沿うようにヤマブキが植わっており、シーズンになるとアゲハチョウが産卵にやってきた。ショウリョウバッタやカミキリムシも飛んできた。いまの住所からは想像できないだろうが、都会の家の庭先にも、その程度に自然が残されていたということだ。

祖父が死んでほどなく、父は二階をあげた。新しく子ども部屋と両親夫婦の寝室ができた。日が落ちると南の窓から渋谷の東横デパートのネオンが見えた。姉がピアノのお稽古に通い始め、子ども部屋にはピカピカのアップライトが入った。

私が小学校にあがった年には、東京オリンピックが開催された。その何年も前から、家から遠くない場所で、国立競技場や東京体育館、首都高速などの工事が進められていた。

家の近所には、新しい道路や施設が、どんどんできていった。家の前の道も舗装され、下水道が引かれた。近所を流れていた渋谷川は暗渠になった。様変わりしていく街の風景が、私の幼い記憶に刻み込まれた。

オリンピックの会場には連れていってもらえなかったが、開会式の日には、家の二階の窓から鳩と風船の群れや五輪の飛行機雲を見ることができた。マラソンのアベベには、沿道の群衆に混じって旗を振った。

オリンピックばかりではない。私の子ども時代は、日本の高度経済成長と完全にシンクロしている。少年漫画雑誌の創生期も、グループサウンズの大流行も、学園紛争も、すべてリアルタイムで体験した。

私という人間の底の方には、そんな時代の空気と場所の記憶が眠っている。

3

私の生家のあった土地のことを、もう少し詳しく説明するなら、そこはいまでいう「裏原宿（略称・ウラハラ）」の近所にあたる。裏原宿とは、原宿駅を背に明治通りから一本奥の原宿通りと、さらにその奥の旧渋谷川歩道を含む一帯をいう。これらの小さな通りの両側には、若者向けのブティックやこじゃれたカフェが軒を並べている。

旧渋谷川歩道は、その名のとおり、渋谷川を暗渠にしてできた道だ。表参道から先は「キャットストリート」という愛称もあるそうだが、私が幼稚園に通う頃、そこはまだドブ川だった。

渋谷川は、千駄ヶ谷の北側に源を発し、渋谷、恵比寿を流れ、麻布あたりで古川と名前を変えて、芝の浜崎橋で東京湾に注いでいる。全長約七キロメートルというが、現在では、その半分が地下を流れていて、川の姿は渋谷から先に行かないと見ることができない。

私の家の近くから原宿の表参道まで、川の上に新しい道ができたのは、東京オリンピックの年であった。町のあちこちで開発が進んでいたが、その頃はまだ、あの竹下通りも酒屋や畳屋が店を出している普通の商店街だった。東郷神社の池ではザリガニが釣れたし、神宮の杜では

（運が良ければ）カブトムシが捕まえられた。

川で遊んだ記憶はないが、川の上に敷かれた通りには思い出がある。中に人がいるとは知らず、停めてあった車のボンネットによじ登り叱られたことがあった。夜に営業するおでん屋の屋台が停めてあったときも、よじ登って屋根をはがし、あとで得意げに話したら、母からひどく叱られた。

キデイランドに行くときも、この道を通ると近かった。「おもちゃのデパート」ことキデイランド原宿店は、私が小学三年生の年、表参道にオープンした。わが家では、駄菓子屋は立ち入り禁止であったが、このハイカラな店には出入りを許された。小学生の私は、しばしば地下に渋谷川の流れる音を聞きながら（注・大人の耳には聞こえません）、表参道まで自転車を飛ばした。

キデイランドの店舗は、たしか地上三階、地下一階だったと記憶する。どの階にも、子どもの目には魅力的な玩具、ゲーム、プラモデルなどが並んでいた。なかでも私のお気に入りは、動物のミニチュアを並べているコーナーだった。

それはプラスチックでできた動物の精巧なフィギュアで、コレクションをそろえれば、サバンナのジオラマを作ることもできた。だが、ひとつひとつの値段が高く、子どもの小遣いでは象やキリンには手が出せない。そこで、私は手始めにフラミンゴを一羽、二羽と買ってみたのだが、それもすぐに飽きて、サバンナの夢はあえなくしぼんだ。

四年生から同じクラスになったカトソウも、自転車に乗ってキデイランドにやってきた。カトソウは名字をカトウといったが、クラスに二人同じ名前の生徒がいたので、識別の目的からこう呼ばれていた。ちなみに、もう片方のカトウはカトキンと呼ばれていた。

カトソウ君の家は、世田谷区の代田橋にあった。表参道からは西に約五キロメートル、自転車で来られない距離ではないが、子どもの感覚からすると遠かった。そんな遠くから一人で自転車を漕いでくるカトソウは、ちょっとした冒険家のように見えた。

前に述べたような理由から、私は家の近所に友だちがいなかった。学友たちは、学校近辺の四谷、麹町、九段あたりか、あとは都内から千葉、神奈川の近県まで、各地に散らばって住んでいた。だから、学校が退けても、ふだんはあまり一緒に遊べない。そのかわり、土曜日の午後や日曜日に、互いの家に呼んだり呼ばれたりして遊んだ。

いまもおそらくあるのだろうが、当時、多くの家で、子どものお誕生会なるイベントが催されていた。子どもの友だちを家に招いて親がもてなすわけであるが、私もそういう席には何度もお呼ばれにあずかった。人気者だったのである。

クラスメイトには、町工場の息子から大臣の孫娘までいろいろいたので、家はそれぞれ構えも違えば文化も違った。子どものお誕生会を赤坂のホテルで開いた家もあった。おかげで、私は小学校二年生か三年生にして、フランス料理のフルコースを体験することができた。ひとこと断っておくなら、その家は「金魚屋」ではない。

そういえば、カトソウの代田橋の家にも何度か遊びに行かせてもらった。彼のお父さんはデザインだか美術だか、そっち方面の仕事をしていたので、家は全体に洒落た造りで、アトリエも設えてあった。それがまた、子どもの目にはめずらしかった。

ガレージには、トヨペットのコロナが停めてあった。鮮やかな黄色のボディカラーに目を奪われた。私は、そんな明るい色の車が自家用車として販売されていることが信じられず、これはきっとカトソウのお父さんが自分で塗ったんだな、と思った。

4

夏の盛り、虎キチの友人に誘われ、神宮球場に阪神・ヤクルト戦を観に出かけた。私は野球ファンというわけではないが、夏のナイターはやはり楽しい。ビールも旨い。

この球場には、子どもの頃も、父に連れられて何度か来た覚えがあるが、あれはプロ野球ではなく早慶戦だったかもしれない。当時、ここの外野席は椅子のない芝生席だった。私と姉は試合そっちのけで、地面に四つ葉のクローバーを探すことに熱中した。

その日の試合は、阪神が大差で負けた。意気消沈した友人とともに、人の流れにまかせて、青山通りの方角に歩いた。通りに出てからは右に折れ、表参道まで行って、明治神宮前の駅から地下鉄に乗って帰ることにした。

青山通りの風景も、当然のことながら、昔とはまるで違っていた。見覚えのある店はピーコックストアと青山ケンネルぐらいのものであった。

表参道は、盆休みにかかる週末だったせいか、思いのほか人通りがなかった。同潤会青山アパートの跡地に表参道ヒルズが建ってから、もうずいぶんになる。キデイランドはちょうど改築工事に入ったところで、ビルは跡形もなく姿を消していた。

東京は恐ろしいスピードで変貌し続けている。私の生まれるずっと以前から、ずっとそうだった。とはいえ、いまのこのありさまときたら、いったいどうだ。情緒がなさすぎて「ふるさとおもひ涙ぐむ」どころの話ではない。たとえ涙ぐむことがあっても、それはまたべつの意味で、ということになりそうだ。

そもそも私にとって、東京という町は「ふるさと」たり得るのか。ふるさとの構成要素として風景は重要であろう。私の育った土地には、唱歌に歌われるような自然はなかったのだから(ザリガニやカブトムシはいるにはいたが)、そんなものを望むつもりはもとからない。しかし、幼い頃の記憶に残る風景が、これほどまでに失われてしまっては、ふるさとに寄せる愛着も薄れようというものだ。

ふるさとの構成要素には、もうひとつ、そこで出会った人々、とくに「友垣」の存在があげられるだろう。これもまた重要である。前述したように、私の母校は幼稚園から中学校までよその区にあったため、家の近所に友人はほとんどいなかった。友だちとの思い出は、育った土地ではなく通った幼稚園や学校の方にリンクしているので、これもまた私の「ふるさと観」からは微妙にずれてしまう。

私は、自分の卒業した小学校も中学校もけっして嫌いではなかったが、長じてからはアンビバレンツな感情を抱くようになった。学区内にとどまらず東京の各区から、あるいは近県から、子どもたちの集まる、いわゆる有名校には、どこか歪んだ部分があったように思う。それは、たとえば、幼稚園児を運転手付きのロールスロイスで送迎するエピソードにも通じるなにかであった。

自分の持つ一種の傲慢さ、スノビズムは、その歪みに起因するのではないか。そう考えると心中穏やかではいられない。ヘタをすれば、そんな学校に通わせた親を恨みかねないし、かつての学友たちにも自分のネガティブな性質を投影同一視しかねない。

だが、いっぽう、あの時代にあの学校に通わせてもらったおかげで、私自身がずいぶんトクをしたのも事実である。教育熱心な親（とくに母親）から与えられた学歴は、実利的な意味で、私の人生にプラスとなった。加えて、人生のわりと早い段階に、いろいろと社会勉強もさせてもらった。

私の母校に対するアンビバレンツな思いというのは、このような事情によるものなのだが、同様の感情は東京という町にも向けられている。「キャットストリート」の下に眠る渋谷川の姿を想像するとき、職場に近い恵比寿橋の上からやせ細った川の流れを見るとき、すべては虚飾ではないか……という思いが頭をよぎる。

しかし、東京生まれというだけで、自分が手にしている優位性についても、私は無自覚ではない。それもまた虚飾といえば、そのとおりだろうが、世間の多くの人たちがそれを認めているため、私もその恩恵に浴することができるのだ。少なくとも、出身県をバカにされ一人トイレで泣く……といった思いをせずにすんだだけでも、私のような見栄っ張りには、ずいぶんと助かっているのである。

人は、どんな星の下に生まれてくるか選べるわけではないし、子どもの頃に通う学校を自分で決められるものでもない。だから、生まれた土地や通った学校を頼みに、自分の優位性を主張しようとするのは浅ましいことである。要するに、「だからって、おまえがエライわけじゃないだろう」という話だ。

そうわかってはいても、自分が苦労知らず、貧しさ知らずであることのうしろめたさも重なって、私の「東京コンプレクス」はなかなか解消しない。それがまた、わが故郷、東京への執着を強くしているのかもしれない。

＊渋谷川については、梶山公子・著『あるく渋谷川入門』（中央公論事業出版）と菅原健二・編著『川跡からたどる江戸・東京案内』（洋泉社）を参考にして書いた。また、竹下通りや表参道については、壬生篤・著『昭和の東京地図歩き』（廣済堂出版）を参照した。

flamingo

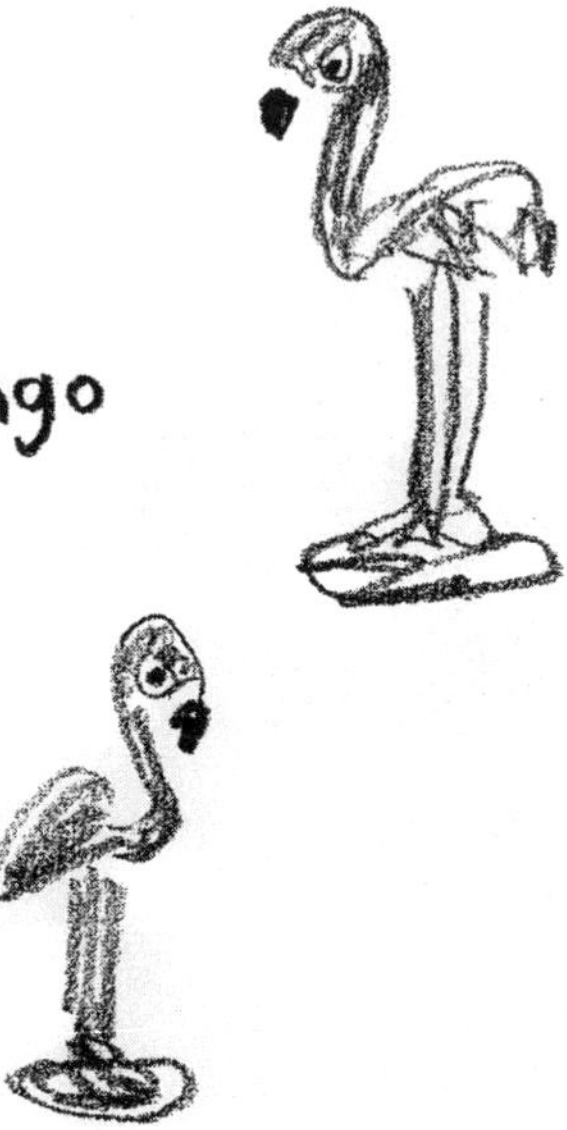

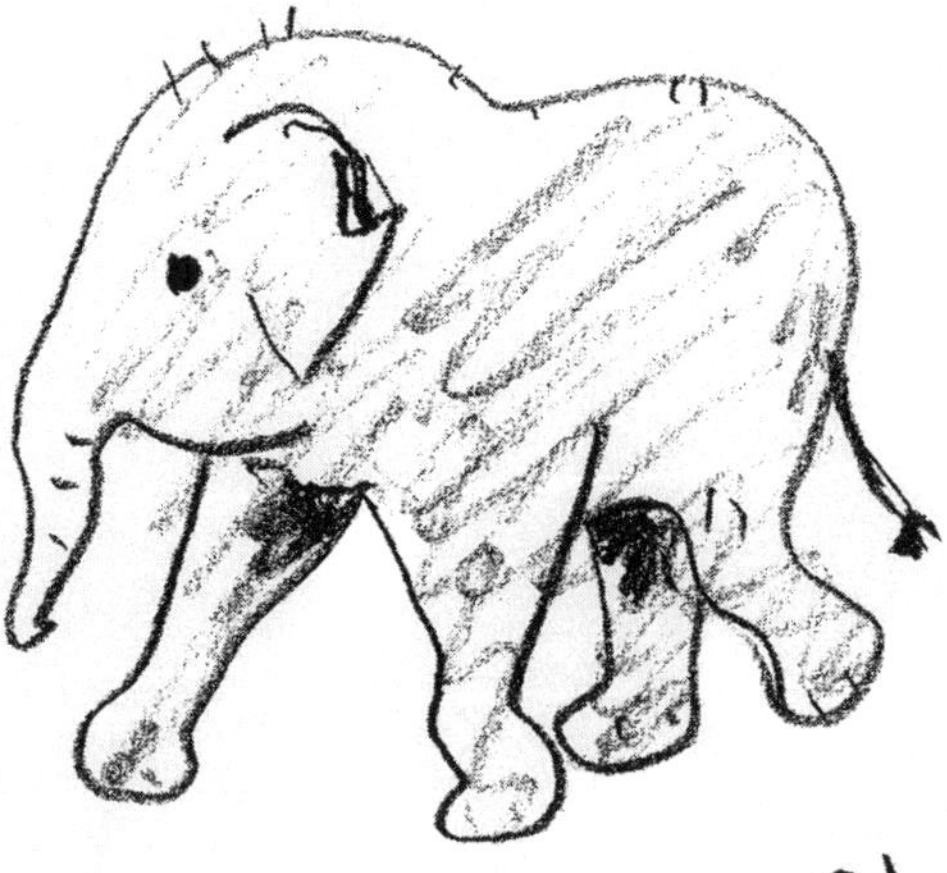

elephant
Baby

第五章　象を欲しがった少女

1

寝たきりの母が太った。

一時は二十六キログラムまで落ちた体重が、いまは四十キロもあるという。ベッドから車椅子に移すのが以前のようにうまくいかないのは、体重が増えたせいだったのか。毎週のことなので気づかなかった。

かつては即身仏のような姿だった母が、ここまで回復したのは、経腸栄養剤のおかげである。このコーヒーミルク色の液体は、一パック二百ミリリットルの中に、タンパク質、脂肪、糖質のほか電解質、ビタミンなどの栄養成分を含有し、熱量はちょうど二百キロカロリーに調整されている。これを鼻の穴から入れたチューブを通して胃にゆっくり流す。

一日三回、二パックずつ注入を開始したところ、母の栄養状態はみるみる回復し、仙骨部にあった褥瘡も治ってしまったというから、その効果たるや絶大である。おかげで、ベッドに寝ているだけなのに、体重が十キロ以上増えてしまった。母はついにダイエットを迫られ、最近では栄養剤は当初の半分の量に減らされている。

鼻から入れた細いチューブは、喉と食道を通って胃に達している。一度入れたらそのまま抜けないように固定して留置し、週に一度交換する。この栄養剤投与を始めた頃、母はすでに寝たきりだったが、手はいまより動いたので、ときどきチューブを引き抜くことがあった。やはり気持ちが悪いのだろう。

抜かれたところでべつに危険はないが、そのたびに入れ替えていたら、手間もかかるし金もかかる。そこで、母は両腕にそれぞれ抑制帯をかけられ、手の自由を制限されることになった。

ただでさえ動かない身体を拘束され、母の四肢の関節は次第に固まっていった。運動不足というだけでなく、脳の機能も衰えているのであるから、神経学的にも筋の緊張がたかまるのはしかたがない。やがて、抑制帯をほどいても、母の両腕は屈曲したまま胸骨の高さからほとんど動かなくなった。

このような母の経時的変化にともない、私の毎週日曜日の親孝行プレイも、サービスのメニューが少しずつ変わっていった。夕食の介助がなくなった代わりに、経腸栄養剤のボトルを用意し経鼻チューブにつないだりはずしたりすることになった。抑制帯で手を縛り、その端をベッドの枠にくくりつけた。父がチューブを挿入するのを手伝ったこともある。

こちらにとっては週一回のことであるし、いずれもたいした手間ではない。しかし、これら一連の作業は、私になにやら複雑な思いをもたらした。もうだいぶ前になるが、私は拒食症（正確には神経性無食欲症）の子どもの入院治療を行っていたことがある。当時、私が拒食症の少女たちを相手にやっていたのは、いま私が母にしていることとほとんど同じなのだ。

食べ物を口にすることをやめた少女の鼻にチューブを通し栄養剤を注入する。自分でチューブを引き抜こうとする者は、ときにベッドに縛りつけなくてはならなかった。いまと違うのは、指示さえ出せば、あとは病棟のナースたちがやってくれたことだ。

その私が、いまは父から指示されて、あのとき自分の手では行わなかったもろもろを実行しているのだ。しかも、実の母親を相手に、である。これを因果というのだろうか。

2

食べることを拒絶する少女たちに、栄養を与えるやり方はふたつある。ひとつはこれまでの話に出てきたように栄養剤をチューブを通して胃に入れる方法、もうひとつは高カロリーの輸液を静脈から点滴する方法である。

彼女たちの多くは、胃にものが入るのを嫌うので、ミルクを連想させる栄養剤は不人気であった。それよりも、正体不明の液体を血管から入れられる方を選んだ。しかし、なかには、そのどちらも拒絶する者がいた。

高カロリー輸液は、下行大静脈にカテーテルを挿入、留置し、その先を輸液ポンプとバッグにつないで行う。治療に頑固に抵抗する者は、このカテーテルを自分の手で引き抜いたり、ハサミで切断したりする。これをやられると、血栓ができたり感染症になったりする危険がある。胃に入ったチューブを抜かれるのとはわけが違う。

そこで、そういう場合は、より安全な方法としてチューブ栄養が選ばれるのだが、本人はこっちの方がもっとイヤなわけだから、これにも激しく抵抗する。そうなれば、こちらもやむなく「ベッド上抑制」と指示を出すことになる。もちろん、指示だけ出して涼しい顔をしていたわけではない。現場にはちゃんと立ち会った。

「やだよ！　こんなの人間じゃないよ！」

目の前で骨と皮ばかりになった中学生が泣き叫んでいる。

「しかたないでしょ、カテを抜いちゃったのは、あんたなんだから」

若い主治医の方も、つい言葉が荒くなる。

「あんたって呼ばないで！」

「ああそうですか、どーもすいませんでした！」

あまりほめられた態度ではないが、こういうぶつかり合いを繰り返して回復した患者との間には、ともに死線を越えたとでもいいたくなるような感情が育つものである。ただし、それが好ましい治療関係か否かは、ここでは問わないでおこう。

子どもの細い手首に抑制帯を巻くのは、若いナースたちにもつらかっただろう。患者の方が多少おとなしくなると、看護側も対策を考えてくれて、抑制を中止し、代わりにベッドサイドにナースを一人付き添わせるようにした。これはなんでもないようでいて、けっこう大変なことである。

チューブ栄養は日勤帯だけでも三回ある。一回につき三十分としても、受け持ちのナースはその日一日、その子どものために最低一時間半を割くことになる。さらにその状態が二週、三週と続くのだ。四十床の病棟に精神科のベッドはたった四床であったが、こんな拒食症の子が一人でもいたら、病棟全体の機動力にも影響したであろう。

それでも、あの頃はそういう看護ができたのだ。いまはどうなのだろう。私がその病院を退職して間もなく、国立病院の統廃合計画に従い病院も閉鎖された。新しくできた立派な病院の中で、拒食症の子どもたちは、そして、かれらを相手にする若い医師たちは、どんな日々を送っていることか。

私が受け持った患者の中には、摂食障害から回復してのち、医者になった者もいる。そのうちの一人が、最近になって、私のクリニックに拒食症の子どもを紹介してよこした。詳細かつ丁寧な紹介状に、かつての拒食症少女の几帳面な性格がうかがえた。

初孫が訪ねてくるのを待つ思いで、といったらだいぶ違うだろうが、私はちょっと愉しみな気分で新患を待った。診察室を訪れた小学生の女の子は、たしかに神経性無食欲症の診断基準を満たす患者であった。こちらが質問をしてもナマ返事である。初めて会ったときの彼女もこんなふうだった。

診察を終えてから、私は子どもの主治医に電話した。彼女はまだ研修何年めかの新米医師であった。まわりに摂食障害を診ている医者がいないから、センセイのところに……と、これもまた丁寧な口調で事情を説明してくれた。私の方からは、診断と現在の治療に間違いはないから、このまま経過を観てよいと伝えた。

「先生は大丈夫?」と、電話の最後に一言だけ聞いてみた。

「大丈夫です」

受話器の向こうから、少し恥ずかしそうな声が返ってきた。

3

摂食障害は、男にはなかなか理解しにくい病気だと思う。この病気は基本的に女性の病であるから、そのわからなさは女のわからなさに通じるところがあるかもしれない。なんだかんだいっても、男には女のことがよくわからないものである。そう思っていた方が間違いはないだろう。得意になってわかったふりでもしようものなら、治療も家庭生活も破綻しかねない。

しかし、同時に、摂食障害は思春期の病でもある。この時期に病気が現れるとすると、当然、それまでの育ちも関係してくる。摂食障害に特徴的な思春期の心性と子ども時代の育ち方については、男の私にだって共感できるところがなくもない。

よく知られるように、摂食障害の患者には「完璧な子ども」だった者が少なくない。どこが「完璧」かといえば、親を困らせない聞き分けのいい子どもであるという点だ。それが病理のもとにあるとする論調も多い。

私が若い頃に読んだヒルデ・ブルック女史の名著、『思春期やせ症の謎―ゴールデンケージ―』（星和書店）には、そうした症例がたくさん載っていた。そのひとつに、家の庭に子象を放し飼いにすることを夢見る少女の例があった。

この子の家庭は裕福で、両親はいつも優しかったという。娘は親にものをねだったことなどいっさいなく、また、自分でなにかを決めることもなく、ただただ母親の言うとおりにして育った。

摂食障害になってのち、彼女は治療者に、あなたには好きなものはないのか、これまで欲しいと思ったものはないかと問われて困惑するのだが、そういえば動物園で見た象の赤ちゃんが欲しいと思ったことがあると答える。

もちろん、そんなことは周囲に一言も漏らさず、右のようにひとり空想にふけって楽しむだけだった。だが、それを思い出した少女は、ああ、自分にもちゃんと「欲しい」と思う気持ちがあったのだ、と気づいてほっとするのである。可愛いけれど切ない話だ。

自分の子どもの頃を振り返っても、さすがに象が欲しいと思った覚えはない。もちろん象を遊ばせるほど広い家に住んでもいなかった。庭はあるにはあったが、象どころか猫を遊ばせるにも狭かった。だが、私の育った家は一億総中流的視点に立てば「裕福」といえなくもなかったし、とりあえず両親は「いつも優しかった」。

そういえば、私も親にものをねだるのがヘタな子どもだった。あれは小学校の二年生か三年生の頃、休みの日に家へ遊びに来た友人と近所の公園に出かけたときのことだ。公園にはホットドッグを売るワゴン車が来ていた。友人は、かたわらにいた私の父に、突然こう聞いた。

「おじちゃん、おかね持ってる？」

父が持ってるよと返事すると、友人は「コーヒー牛乳買って」とねだったのだった。父は笑いながらポケットから財布を出し、ワゴン車の方に歩いていった。おかげで私もお相伴にあずかれたわけなのだが、素直には喜べなかった。それどころか、恥ずかしくてたまらなかった。

その当日か翌日か忘れたが、私は友人を激しく責めた。いや、ネチネチとイヤミを言ったのかもしれない。ニュアンスはどうでもいいが、とにかく、よそのお宅であいう不作法なマネをしてはいけない、と説教をたれたのである。

四十年以上も前の友人と私、どちらが子どもらしい子どもであったか、いまさら問うまでもないだろう。だが、それはそれとして、私はいったいなにがそんなに恥ずかしかったのだろうか。こんな不作法な友だちを連れてきちゃってごめんなさい、ボク恥ずかしい……ということなのだろうか。いや、そうではあるまい。

あのとき、コーヒー牛乳を買ってもらいたかったのは、きっとこの私なのだ。はからずも、その気持ちを友人が代弁してくれる結果になったのだが、私はそんな形で自分の本心、すなわち欲望を、父に知られてしまったことが恥ずかしくてならなかったのである。

4

もの言わぬ眠り姫となった妻との思い出を掘り起こすつもりか、父は納戸の奥から古い写真や手紙を引きずり出してくる。そのついでに、私の小学校時代の通信簿や作文なども発掘した。そんなものをいまさら公表されてはたまらないから、正月に実家に出かけたおりに取り戻してきた。

持ち帰った原稿用紙の束の中に、宿題かなにかだったのだろう、母親に自分の幼少期についてインタビューした記録が見つかった。母子手帳から書き写したようなデータもあるが、母からの聴き取り調査によると思われる記述もある。

幼児期に好きだった食べ物は「とくになし」とあり、「なんでもよく食べた」という。「嫌がったり怖がったりしたものは？」という質問に、母は「とくに印象にない」と答えている。また、「しつけの力点は？」という質問に対しては、「自分のことは自分でする。好き嫌いをさせない」という明快な回答を返している。

母親のしつけが功を奏したのか、息子にその資質があったのかはわからない。だが、子ども時代の私は、いわゆるイイ子であった。「完璧」とはいえないまでも、手のかからない、親を困らせない子どもであったことはたしかだ。自信がある。

　私が親にものをねだらなかったのは、親から拒絶されるのが怖かったからでも、叱られるのが怖かったからでもない。父も母もめったに怒ることはなかったし、私も叱られたおぼえがあまりない。

　私は、たぶん、母をがっかりさせたくなかったのだと思う。つまらないものを欲しがったり、駄々をこねたりするようなみっともない子どもでありたくなかった。その思いから、私は欲しがることを自粛したのである。

　母は、プラモデルも買ってくれたし、漫画雑誌も買ってくれた。本はいくらでも買ってくれた。だが、私が望んでいたものはもっと違うなにかだった。

　近所の子どもたちと一緒に駄菓子屋に行きたかった。銀玉鉄砲で撃ち合いたかった。テレビでプロレスを見たかった。インスタントラーメンを食べたかった。学校の友だちの家で見たレーシングカーが欲しかった……。けれども、これらはどれもみな子どもじみた願望であり、低俗なものに思えた。だから、私は自粛したのだ。

　母をがっかりさせたくないという思いは、ひっくり返せば、母を喜ばせたいという思いは、物ごころつく以前から私の中に育っていたのだろう。やがて、その「イイ子」は、母のお膳立てどおりに学校に通って、母の望みどおりに医者になるのである。

象を欲しがった少女と違い、私にとって幸いだったのは、子どもの頃に自分の欲しいもの、やりたいことがたくさんあったのと、大人になっても、それらを忘れなかったことだろうか。

私がみずからの禁を解いて、あの頃に欲しかったものを取り戻す努力を始めたのは、三十歳をいくつも過ぎてからのことだった。三十代から四十代にかけて演劇方面に寄り道したのも、そういったなりゆきからである。

自分が欲するものを求める力が、成長の過程で私に備わっていたこと、そして、そのおかげで私の現在があることについては、母に感謝しなくてはならないだろう。だが、もし思春期あたりでヘタをうっていたら……と思うと、背筋が寒くなる。

そんな私にとって、摂食障害の少女たちは、やはり隣人と呼ぶにふさわしい。

第六章　ほめられたい、もっと！

1

【問題】あなたの八歳のときの自画像（全身像）を描き、その当時ほめられて嬉しかった言葉を書きなさい。（絵の上手、下手は採点の基準にはしません）

これは、いまから二十年以上前に、看護学校の試験に出題した問題である。当時、私は、その学校で年に一日だけ講義を担当していた。年度末には試験もした。この年の問題には、江幡玲子先生のワークショップで教えていただいたネタを流用している。

試験を受けた学生は、八十人ぐらいいたかと思う。答案は返してしまったから、珍答、怪答を含め、どんな回答があったか、いまでは知るよしもないが、自分の書いた解説は残っている。答案を返却するときに配ったものだ。

……まず、絵についてですが、「上手下手は関係ない」と断ってあるのだから、苦手な人でも思い切って大きく元気よく描いた方が勝ち。顔は笑っていた方がいいだろうし、瞳は黒くしっかり描き入れた方が、見る者にいい印象を与えるでしょうか。

ただし、これは「社会的にいい印象」ということであって、今回の採点基準はべつにありません。つまり、そういう絵の描ける人は、いまさらこんなテストでいい点をあげなくても立派にやっていける人だと思うので、むしろ、自信がなさそうな絵や、絵が下手だ苦手だと言い訳をしていた答案に、いい点をあげました。

子どもの頃、「勉強がよくできるね」「百点とってえらいね」とか、女子なら「カワイイね」とか、そういう言葉でほめられたことのある人についても、「いまさらオレがほめることないか」と思ったので、ろくにほめられたことがないと書いている人たちに、いい点をあげるようにしました。

こんなふうに書くと、今回の試験でいい点をとった人は、「なに？　それじゃあたしは同情されたわけ？」なんて思うかもしれないが、そういうひがみっぽいことを言ってはいけません。素直に喜びましょう。

さて、子どもも八歳ぐらいになると、大人の言葉の表も裏もわかるようになります。評価されたことは心にきちっと残って、有能感を育てます。

「有能感」というのは、自分を信頼する力のことで、勉強や仕事に取り組む際の心の支えとなるものです。この頃、逆に「どうしてできない！」と、叱られてばかりでは、劣等感を抱え込み、セルフイメージも悪いものになってしまうのではないでしょうか。

子どもにとって、ほめられるのは大事なことです。しかも、子どもはそれが正当な評価か、ただのヨイショかも敏感にかぎ分けるので、周囲の大人は気をつけなくてはなりません。

ここでいう「大人」は、ほとんどの場合、親と教師です。将来、親になるつもりの人、先生と呼ばれる職に就くつもりの人はとくに、そうでなくても子どもに関わる仕事をしたい人は、みなこのことをよく覚えておいてほしいと思います。

また、今回の答案に書いたホメ言葉は覚えておいて、つらい時、悲しい時、おちこんだ時などには、あなたの心の中にいる「八歳の子ども」をそっとほめてあげましょう。ちょっとは元気が出るかもしれないよ。

……いま読み返すと、学生相手にウケをねらいすぎ、という気がしなくもない。当時、私は三十代なかばだった。ふだん働いている病院を離れて学校の教壇に立つと、気持ちが若返るのか、若い世代になにかを伝えたくなるのか、こんなふうに調子に乗ってしまう傾向があった。

ここに出てくる「有能感」というのも出所のわからない言葉だ。江幡先生のワークショップでの聞きかじり、受け売りだったのだろうか。言ってることも全体にシロウトくさくて恥ずかしい。しかし、そんなに間違ってもいないから、よしとしておこうか。

子どもはほめて育てよ、というのは常識かもしれないが、幼児期には基本的なしつけもあるから、ほめてばかりもいられない。叱るときには叱らないとダメである。学童期になっても、もちろん同じことがいえるが、この時期には単にものごとの良し悪しを教えるだけでなく、子どもにやる気を出させ、自信を与えてやる必要があるから、ほめることは大事なのである。

問題にある八歳という年齢指定は、小学校低学年を想定したもので、厳密である必要は、たぶん、ない。だがこのくらいの年齢で、周囲の大人からほめられた経験は、将来の職業選択にまで影響をおよぼすという。

「勉強よくできるね」と言われた子はアカデミックな方面に進み、「優しい子だね」「よく気がつく子だ」と言われた子は、看護や福祉の仕事に就く確率が高いそうだ。「まあ可愛い！」「お人形さんみたい！」などとほめられた女の子ではどうだろう。私が子どもの頃なら、「お嫁さん」というのもありだろうが、いまならモデルやアイドルか。道は険しそうである。

もっとも、このほめられ体験と職業選択の相関についても、エビデンスを明示することができないので、どれだけ確かな話かはわからない。しかし、なんとなく、うなずいてしまう人も多いのではないか。

2

私自身が、ワークショップで同じ問題をやらされたときは、たしか「大きな頭だね！」と書いた。だが、一般的にいって、これがホメ言葉にあたるかどうかは微妙である。

実際のところ、私は頭囲の大きな子どもだったのだが、八歳の私が「大きな頭だね」といわれて無条件に喜ぶためには、「大きいことはいいことだ！」と山本直純がタクトを振るCMを見るまで、あと二年ばかり待たねばならなかっただろう。

子どもの頭を嬉しそうに眺める親類縁者たちは、「大きな頭だね」に続けて、「脳ミソがいっぱいつまっているんだね！」と言った。つまり、この二言めがあってはじめて、一言めもプラスの意味を持ち得たわけである。

ほめられているのか、けなされているのか、ここまで説明しないとよくわからないにしても、本人の中には良いイメージが残っているのだから、これはやはり、私の「ホメ言葉ファイル」に分類、保存しておいてよいであろう。

このファイルには、おそらく、もっとストレートなホメ言葉、それこそ「勉強がよくできるね」といった類の言葉も入っているはずなのだが、それらはナマの形で取り出せなくなっている。なぜなら、同じ頃に、自惚れはいけない、自慢話は恥ずかしいことだという教えも、しっかり刷り込まれたからだ。

そのことを確認したうえで話を先に進めるが、小学校時代、私は学校の勉強がよくできた。確認のため、実家から発掘して持ち帰った当時の通信簿を見ると、一年生のときから、なかなかの成績である。

おまけに、学期ごとの総評の欄には、担任のモリ先生が書いてくださったおホメの言葉が並んでいる。これがまた、引用するのもはばかられるほどのものだ。いや、引用しろとは誰も望まないだろうが。

私は、一年生の通信簿に「ときに奇声を発する」と書かれてあったのを覚えていて、というか、母や祖母がそれを読んで笑ったことを覚えているのだが、たしかに、実物の通信簿にもそのとおり書かれてあった。だが、それ以外は、自分が親だったら、読んで小躍りしたくなるような嬉しいおコトバばかりであった。

さて、モリ先生は、私が入学した年に五十五歳とうかがったから、明治四十二年生まれ、当時にしてすでにベテランの女性教師であった。私は、この先生に三年生の終わりまでお世話になった。

最近は、小学校でも一年間で担任もクラスも替えてしまう学校が多いようだが、私の頃は六年間でクラス替えは一度きりだった。一年でクラス替えというのは、いじめやダメな担任から子どもを解放するメリットを考えてのことだろう。

でも、これはちょっと短すぎないか。低学年のうちにそんなにすぐに環境が変わってしまっては、学校生活や友人関係の基礎が身につかないだろう。発達障害の子どもたちにとっては、なおさらである。変化に弱く、新しい環境に順応するのに時間を要するかれらには、短期間のクラス替えは大きなストレスになる。

ちょっと話題がそれた。そう、モリ先生の話だった。私が先生に感謝しているのは、通信簿でおホメの言葉をいただいたことにとどまらない。

まず、先生は私に、人生の早い段階で反戦の意識を植えつけてくださった。先生は広島のご出身で、弟を原爆で亡くされている。その弟さんが、被災したときに穿いていたという半ズボンを、先生は私たちに見せてくださった。焼けこげたズボンの色合いと、そのときの先生の厳しい表情は、四十年以上たっても私の記憶になお鮮明である。

そして、もうひとつ、先生には文章を書く愉しさを教えていただいた。一年生のときに書いた作文が、思いがけなく区の展覧会に出品された。それは、「るすばん」というタイトルの四百字に満たない文章なのだが、先生は、次のような評をつけてくださった。

「おりこうに、おるすばんができましたね。◯をつけてあげたところは、なかなかいいな、と思ったところです。しっかりかけましたよ」

このとき以来、私は好きな教科を尋ねられたら、国語！　と答えるようになった。モリ先生の専門教科が国語だった。

こんにち、自分の書く文章が活字になる幸運に恵まれたのも、さかのぼれば、先生のおかげである。あの「しっかりかけましたよ」という先生の言葉が、いまの私にキイボードを叩かせているとすれば、前述した「八歳のときのホメ言葉」の重要性を信じてもいい気がしてくる。

3

物ごころがついてから、親に叱られた覚えもあまりないが、ほめられた覚えもやはりない。

私の母は、子どもをしつけるうえで、いけないことをしたときは「いけません」と叱り、上手にできたときは「いいこ、いいこ」とほめたという。この言葉もそれを聞いたシーンも、記憶には残っていないので、物ごころがつく以前の話だろう。要するに、自分がしたことを、親からほめてもらった記憶が、私にはほとんどないのである。

だが、そもそも、私たちの世代の親は、大きくなった子どもを、言葉を使ってほめることは少なかったのではないか。わが子をほめるなんて恥ずかしい……、という気持ちがあったかもしれない。それはそれで節度のある態度といっていいようにも思う。

とはいえ、たとえば、私が持ち帰る通信簿に書かれたモリ先生の評を見て、母が喜んだであろうことは想像に難くない。そして、その様子を傍らにいた息子が見逃すはずもなかった。

学校における自分のパフォーマンスが、母を喜ばす結果につながる。母親の喜ぶ姿は、息子にとってホメ言葉と同等の価値があっただろう。とくに男子には、ママの笑顔はなにより効く、のである。

成績がいいとはいったが、私にはオール5やクラスで一番をとるほどの力はなかった。幸いなことに、親にもそれを要求されることはなかった。

父の語るところによると、私は幼稚園、小学校を通じて、たいした病気もせず、クラスメイトとトラブルを起こすこともなく、勉強も自発的にするし、「じつに世話のやけぬ子ども」だったそうである。自分からせっせと勉強して、そこそこの点をとってくるのだから、親もそれ以上ハッパをかける必要がなかったということだろうか。

よほど早熟ならともかく、ふつうの子どもは自分の行為の意味がわからない。なにによって自分が動かされ、その結果がなにを生み出すかもわからず、行動しているはずだ。

私は母とのあいだに、喜ぶ、喜ばす、という循環を繰り返しながら、成長してきた。これが反対に、失望する、失望させる、だったらどんなことになっていただろう。

もちろん、世間一般からしても、そんな親子関係の方が少ないだろうが、仕事がらそう見える親子に出会うこともある。昨今、いわゆる軽度発達障害といわれる子どもたちが、クリニックに連れてこられるようになった。かれらの親の中には、障害を認めてなお「どうしてできないの！」と子どもを叱り続ける者や、障害があるからしょうがないと突き放している者もいる。気持ちはわからないでもないが、やはり子どもが可哀想だ。とくに、キレイに着飾った美人のママとデキの悪い小学生男子の親子連れなど目にした日には、こいつ将来どうなっちゃうんだろうな……、と他人事ながら心配になる。

とりあえず、私の場合は、母との良好な関係をキープしたまま、無事に大学入学までこぎつけた。一年間の浪人生活の後、医学部に合格したわけだが、結果に自信のなかった私は、合格発表の日の夕刻、大学の門が閉まるギリギリの時間に発表を見に行った。掲示板に自分の受験番号を見つけるや、電話ボックスに走り母に電話した。

電話に出た母は、「ホント!?　じゃあ、マサコさんに言っていい!?」と弾んだ声で聞いてきた。マサコというのは、近所に住んでいた親戚のおばさんである。その家にも、私と同世代の受験生が一人いて、そのときにはもう国立大学の理学部に合格が決まっていた。

あの日の母の声は、いまでも私の耳に残っている。それだけ私も嬉しかったのだろう。このエピソードひとつ取っても、私がどういう力によって動かされ育ってきたかがよくわかる。

だが、私が孝行息子でいられたのは、たぶんこのときまでだ。そのあと、私は都落ちして親元を離れ、次第に家に寄りつかなくなった。医者になり結婚して東京に戻ってからも、めったに実家には帰らなかった。

母が認知症になって床に伏し、父の老々介護が限界にいたってやっと、週末に応援に出向くようになったが、これはあくまで親孝行プレイの域を出ていない。私は、もはや、あの頃の無邪気な小学生ではない。

いま、こうして振り返ると、私たちの母子関係は、かなりの部分、学校の価値観を軸に成り立っていたように思える。「価値観」といえば聞こえがいいが、はっきりいえば、学業成績、点数、偏差値である。

もちろん、私の思い出が、そんな味気ないものばかりで構成されているはずはないが、そんなふうにわかりやすい「物語」を展開し、この母とこの息子の関係を、みずからに納得させようとする自分がいることも、また、たしかなのだ。そうでないと、病床の母に感謝しつつも、どこか冷ややかな自分の心情が理解できない。

自分が好きなこと、得意だと思っていることをほめられれば誰でも嬉しい。そこがツボである。私は学校の勉強がそこそこできたので、それが好きで得意と思いこんでしまい、さらに母の笑顔にほだされて「自発的に」勉強する子どもとして育った。学業成績がいいことは、私のその後の人生に有利に働いた。

しかし、いまの私は、その結果に満足していない。そこはツボじゃないんだけどな……。そんなふうにブツブツ言っている自分がいる。

モリ先生はとうの昔に亡くなり、母はもう口がきけない。それでも私は、いつまたツボを押してくれる人間が現れないものかと、心のどこかで待ち望んでいるのだ。

第七章　あなたがわたしに着せたもの

1

帽子を選ぶのは難しい。

前の章にも書いたとおり、私は子どもの頃から頭がでかい。正確にいうと頭囲が大きいのであるが、おかげでサイズの合う帽子がめったになかった。私が通った公立の小学校では、何年かに一度、黄色い色をした通学用の帽子が支給されたが、私のサイズは五年生の頃にすでに六十センチあった。

黄色い帽子や中学校の学生帽は、需要の少ないサイズでもそろえてあるのだろうが、町で売っている子どもの帽子にはまず合うものがなかった。ふつうの子どもがかぶっている野球帽のようなものは、全部小さくてダメだったのである。そんなわけで、学校指定の制帽を除いて、私の日常は帽子とあまり縁がなかった。

中学校を卒業してから幾星霜、ハワイに遊びに行ったおり、パナマ帽を買った。ホテルのレストランでワインを開け、酔い覚ましに歩いていて立ち寄った店。棚にはたくさんの帽子が並んでいた。ムームーを着た太ったばあさんが店番をしており、次から次に試着をさせてくれた。なかには二千ドル以上する品物もあった。

いい品になると帽子の中を風が通り抜けていく。だから、いくら強い風が吹いても、頭から飛んでいかない。おばあさんは流暢な日本語でそう言った。二世の人かと思ったらホノルル暮らしの長い日本人だった。そんな話にうまいこと乗せられて、勧められるままに商品を買った。その後しばらく、夏にはアロハを羽織り、頭にこのパナマ帽を載せて外出していた。たしかにちょっとの風では、びくともしなかった。

夏の帽子が手に入ったので、今度は冬物をと考え、何年かして新宿の伊勢丹でボルサリーノを買った。棚に見つけた舶来物は、深緑とも焦げ茶ともいえない淡い色合いをしていた。ウサギの毛のソフトな感触が手に心地よく、頭に載せればこれがまた極上のフィット感である。サイズは六十二センチだった。私はほとんど迷わずに、その帽子を購入した。

「よいお買い物をなさいましたあ」

会計のときに、売り場のおばちゃんがニコニコ顔で頭を下げていた。妙なほめられ方だが、まあ、悪い気はしない。家に帰るとすぐに、何年も着ていなかった重たいウールのコートを引っ張り出した。

焦げ茶のヘリンボーンの柄にステンカラーのオーソドックスなデザインが、ボルサリーノによく合った。これにベージュ色のカシミヤのスカーフを巻いてみる。あとはダレスバッグでも提げたら、ほとんど『三丁目の夕日』か向田邦子の世界！　じつにゴキゲンな気分であった。

ところが、である。次の年の夏、例のパナマ帽を頭に載せると、これがとても窮屈なのであった。四十代半ばを過ぎて、また頭がでかくなったのか？　そんなわけはない。じつは帽子が小さかったのだ。風が吹いても飛ばなかったのは、小さい帽子にでかい頭を無理に押し込んでいたからなのだった。

ハワイのババアめ、信用ならない！　腹を立てた私は、ネットで帽子の専門店を探し、銀座トラヤ帽子店で新しいパナマ帽を探した。

礼儀正しい店員から、帽子の選び方についてひとしきり講義してもらったのち、適正なサイズのパナマ帽を購入。ワイキキの敵は銀座でとる。悔しいので、古いのよりも値段の張るやつを買ってやった。

ところが、ところが、冬がめぐってきて、お気に入りのボルサリーノをかぶってみると、これがまた窮屈ではないか。また頭がでかく……、以下同文である。伊勢丹のおばちゃんも信用できん！　こうして私は、ふたたびトラヤ帽子店のお世話になることになった。

きついサイズに慣れてしまったせいか、新しいパナマ帽もボルサリーノも、微妙な案配で頭に載っている。強い風が吹くと、ちょっと心配である。

2

母にベレー帽をかぶせられたことがある。中学二年生のときの記憶だ。

「あんた、これかぶっていったら」

母はそう言うと、自分のタンスからベージュ色のベレー帽を出してきた。誰かからもらったけどかぶる機会がない、とか言っていたような気がする。母の頭には大きすぎたのかもしれない。

そのとき私は友人と待ち合わせをしていて、おそらくボウリングかスケートか、どこかに遊びに出かけるところだった。私の着ていた帽子と同じ色のダッフルコートが、母の思いつきを誘ったのだろう。

ふつう中学二年生の男子といえば、母親の勧めるものなど衣類に限らずなんでもかんでも拒否しそうなものだが、その日の私はむしろノリノリで母の提案を受け入れていた。

これについて、ちょっと言い訳めいたことを言っておけば、私は第二次性徴の訪れが遅く、この年齢ではバスもまだ子ども料金で乗れるほどだったから、母の着せ替え人形を務められる程度には可愛い子どもだった。

いや、これでは言い訳にはならないか。私が言いたいのは、不自然かもしれないけどそんなにキモチ悪くはなかったはずだよ、ということなのだ。

いやいや、そうじゃない。私の言いたいことはそうではなくて、要するに、なんだかよくわからないが、ことファッションに関していえば、母にはそういう悪戯っぽいところがあって、息子の私もそれを受け入れるにやぶさかでなかったということだ。

このベレー帽の一件に似たエピソードを記憶の中に探してみると、やはり中学校のときの思い出に行きあたる。中学一年生の夏、私は母に近所の美容院に連れていかれた。

私の髪は剛毛のうえ直毛なので、左右にきれいに分けることができない。伸ばせば坊ちゃん刈りかマッシュルームカット、それがイヤなら坊主頭しかない。成長の遅い中学生を少しは大人っぽく見せようとしたのか、母は私の髪にパーマをあてて七三に分けようと目論んだらしい。

ひところ、中学生の非行化を防止するため、パーマ禁止の校則を設けたり、天然パーマの持ち主には証明書を提出させたりするなど、学校側の過剰な対応が話題になった時期があった。だが、一九七〇年当時、公立中学校の生徒手帳には、まだ髪型に関する規則は書かれていなかったと思う。それよりなにより、息子を美容院に連れていく母親の存在が、そもそも想定外だったのではなかろうか。

このときのパーマの完成度は低く、できあがりはほぼおばちゃん頭、水に濡れるともっとおばちゃん化した。おかげでプールから上がった後、体育教師のフジタから「ヤマト！　なんだ、そのアタマは！　切れ！」と怒鳴られる始末。まったく、とんだ災難であった。

わが子のファッションをいじるのが好きだった母だったが、本人はとくにオシャレが好きというわけでもなかった。公的な場に出ていくときは、もちろん、それなりの格好をしていたように思うが、どちらかといえば身なりにかまわないほうだった。化粧もほとんどせず、外出するときにだけ口紅を引く程度だった。

高校生になった頃だったか、近所に買い物に出かける母の格好が、ちょっとあんまりだったので、それはいかがなものかと意見したところ、母からはこんな言葉が返ってきた。

「かまうもんか、こんなイナカ」

私の家は、私が中学にあがった年に、渋谷区から国分寺市に引っ越した。親が土地を買って、新しい家を建てたからだ。家族にとっての待望の新居も、東京市麴町區麴町生まれの母にしてみれば、愉しいながらもイナカのわが家、だったか。

山の手の商家出身だった母には、それなりのプライドが備わっていて、服装のセンスにも多少の自信があったのかもしれない。それに生来の茶目っ気が手伝って、息子にハイカラな

（?）格好をさせたがったのだろうか。いずれにしても、息子の私はそれを丸ごと受け入れて、疑問や嫌悪感を持つことは微塵もなかった。

3

「子どもがひとりで服が着られるようになるのは何歳ぐらい？」と思って、遠城寺式乳幼児分析的発達検査表を見てみたら、四歳四ヵ月から八ヵ月とあった。つまり、五歳までには、ほとんどの子どもができるようになると考えてよい。

これを「自分の着る服を自分で選べるようになるのは何歳ぐらい？」という質問に換えてみたらどうだろう。かなりの個人差が出てくるであろうことは、容易に予想できる。

ファッションにうるさい女子だったら、小学生のうちから、欲しい服を親にねだったり、小遣いをためて買いに行ったりしそうである。反対に、服装に無頓着な男子などでは、結婚するまでは母親まかせ、結婚してからは女房まかせという輩もいるのではないか。

まあ、これは発達というより、むしろ興味、趣味の問題かもしれないのだが、自分の着る服を自分で選べるようになるというのも、自立のひとつの指標になりはしないだろうか。だとすると、その能力はやはり人間の成熟度に関連アリ、と考えてもよさそうな気がする。

わが身を振り返ってみると、これがまたはっきりしたことが言えないのだが、大学生になってもまだ、母親の買ってきた服を素直に着ていたのではないかと思う。

私は地方の大学に入学したため、十九歳で親元を離れた。ひとり暮らしを始めて、下着ぐらいは自分で買うようになっただろうが、その上に着るものに関してはどうだったのか。

当時のアルバムを開いても、この服はよく着ていたな、という記憶はあっても、それを自分で買ったという覚えがまったくないのである。おそらく、母親が用意したものを、実家に帰ったおりに鞄につめて持ち帰っていたのではないか。

よく着た服といえば、ひとつ思い出すことがある。大学の三年めか四年めの夏、私は母のお手製のシャツを着て講義に出ていたことがあった。それは白地にロボットだの万国旗だのが小さくプリントされた生地でできていた。

初めてそれを教室に着ていったとき、下にはこれまた派手な柄がプリントされたジーンズを穿いていたため、ナガツ君というクラスメイトから、上下で柄物を合わせるのはよろしくないとアドバイスを受けた。

ナガツ君はロックバンドのギタリストだったので、彼のファッションに関する発言は傾聴に値すると思われた。私は昼休みにアパートに飛んで帰り、無地のズボンに着替えて午後の授業に臨んだのだった。

そういう恥ずかしい思いをしたせいか、このシャツのことはよく覚えているのだが、さて、ここで注目すべきは、母親の手作りの服を着ていく男子学生の存在ではなかろうか。

母は洋裁をよくしたが、それはあくまで家事のレベルであり、子ども服ならともかく大人の男が外に着ていくものが作れるほどの腕前だったとは思えない。にもかかわらず、それを着たがる男の心理が、これまたよくわからない。

母にとっては、あのシャツも遊びやシャレの延長だったのだろうか。中学生の私にベレー帽をかぶせたように。

「こういうの作ってみたんだけど、あんた、着てみる?」

そして、大学生になっても、そういう母親の言葉に従順に、あるいは、みずから率先して従う息子がいた、というわけなのだが……。

大学を卒業したとき、母は私をデパートの紳士服売り場に連れていった。背広の上下をあつらえるためだ。社会人になったのだからスーツの一着も持っていないとダメ、ぐらい考えたのだろう。店員に採寸を取らせながら、母は、このメーカーの生地はとても良い品だ、と毛織物商の娘らしいことを言った。

母に作ってもらった、なんの面白みもない紺色のスーツは、ウエストのサイズが合わなくなったにもかかわらず、タンスの奥にいまも後生大事にしまってある。

4

結局のところ、私がいつまで母の選んだ服を着ていたのかは不明であるが、さすがに結婚してからは、母が私のために服を買うことはなくなった。実際、私も買い物は妻と行くようになったので、それはありえない話である。

最終的に、着衣に関する私の心理的自立は、自分の結婚を待たねばならなかったということか。ちなみに、結婚後は、私が妻の服を選ぶことはあっても、その逆はない。

これはすでに書いたことだが、私は幼稚園から大学まで母の選んだ学校に通った。その進路は、母が私を医者にするために敷いたレールだった。レールの上を真っ正直に走り続けたことに憾みがないではないし、終点にたどり着いてからも、「まんまとハメられた！」という思いを拭いきれない。

しかし、幸いなことに、母のかぶせた帽子や着せた服が嫌いでなかったのと同様に、自分が卒業した母校はどれも嫌いではない。まあ、多少はネガティブな感情もなくはないが。

だから、つまり、衣服にしても学校にしても、それが本人に似合うかどうかはべつにして、とりあえず身の丈にはよく合っていた、ということだろう。気に入らない服をガマンして着たり、偏差値の高い学校めざしゴリゴリ勉強したりという目に遭わされず、本当に助かった。

長じて私は、自分の着る服を選び、提げる鞄を選び、乗る車を選び、職場で座る椅子を選ぶことができるようになった。いまでは、ナガツ君のアドバイスも無用なぐらいにまで、私の選択眼は育った。これもまた似合っているかいないかはべつとして、自分の気に入るものを選んで迷うところはない。ただし、帽子を選ぶのはまだ難しい。

子どもの頃から数えれば、母は私にたくさん服を買ってくれたが、私が母に服を買ってやるようになったのは、彼女が老健施設を出たり入ったりするようになってからである。そのときは、もうすっかり認知症が進んでいたから、誰がどんな服を買ってこようと、本人は気にしていなかった。

母が老健施設のショートステイを利用するようになるまでは、父が自宅で面倒をみていた。私の父は、トヨタの白いセダンに乗っていたような男なので、ファッションのセンスはからきしなく、母にも家にあるものを適当に着せていた。

施設に入ってからも、母は同じような目に遭っていた。こういうときにこそ、オシャレをさせなくてはいけない。

私は急いで妻とユニクロに出かけ、ボーダーのカットソーや花柄のブラウスや明るい中間色のフリースなどを大量に買い込んだ。チープ、チープ！　母は食べこぼしやヨダレですぐに服を汚してしまうが、ユニクロであれば惜しくはない。

新しい服に袖を通しても、母は無表情のままであった。その代わりに施設のスタッフが喜んでくれた。たまに見舞いに行くと、若い女性スタッフが、「きょうはわたしがコーディネートしてみました！」と、笑顔を見せた。

母はほどなく飯を食わなくなり、食事の皿を前に一人ポツンと食堂に残されることが多くなったため、見かねた父が家に連れ帰った。それからは、介護ヘルパーと訪問看護の世話になるようになった。寝たきりになった母はパジャマしか着なくなった。

ほんの短い期間であったが、母の「着せ替えプレイ」は楽しかった。パジャマの買い換えだけでは張り合いがなく、なんだか拍子抜けした思いだ。私のために服を買う必要がなくなったとき、母も同じように感じただろうか。ふと、そんなことを考えた。

第八章　少年よ、拳を握れ

1

「ハザマ君、テロにあう!!」

学級新聞「C組かわら版」の一面トップに大きな見出しが躍った。中学生の学級新聞なので、B4判たった一面しかないのだが、トップニュースであることに変わりはない。

二年C組の学級新聞は、毎朝発行されていた。クラス担任が国語の教師だったせいか、学級運営のための一手段だったのか、各班がまわり持ちでつくらされた。一九七〇年代初めのことである。もちろん、パソコンもコピー機もない。印刷といえば輪転機、紙はわら半紙である。

輪転機にかける原稿は、ロウ原紙に鉄筆でカリカリ文字を書き込んでつくるのがふつうだったが、当時はすでにボールペン原紙という便利なものがあり、生徒はボールペンを使って書けばよかった。鉄筆もヤスリの下敷きも不要。あとは先生が輪転機を回して、必要な部数を印刷してくれた。

その日の新聞は、ハザマ班が担当だったが、ほぼハザマ君の責任編集といった体裁で、記事も彼が一人で書いたようだった。「テロ」ってなんのこと？　と私は思った。いまの時代なら、幼稚園児でも知っているだろうが、当時の中学二年生にとっては、初めて出会う言葉だった。

記事をよく読んでみると、どうやらハザマ君は、何日か前、学校からの帰宅途中に不良にからまれて、顔面を一、二発殴られたらしい。その不良は二人組で、よその中学の生徒だったとのこと。被害にあった場所は、四谷から赤坂方面へ国鉄の線路に並行して延びる土手の上だった。

ハザマ君は体格のよい男子だが性格は物静かで、なにを考えているかよくわからないところがあった。漫画が上手だったので、一緒にサークルをつくらないかと持ちかけてみたことがあったが、彼はエヘヘ……と笑うだけで首を縦に振らなかった。

その朝も、「ハザマぁ、これホント？」と、何人かの生徒が彼の周囲に集まったのだが、本人は椅子に座ったまま、いつものヘラヘラした笑顔を見せるだけだった。ホームルームの時間に担任から声をかけられても、ハザマ君の反応は同じだった。

不良にからまれたのを「テロにあう」と表現するぐらいだから、記事は深刻なトーンでは書かれていなかった。いまの言葉を使えば、「自虐ネタ」というところだろう。だが、ハザマ君はきっと口惜しかったに違いない。そうでなければ、学級新聞の紙面を独占するようなまねはしなかったはずだ。理不尽な暴力の餌食となった怒りを、彼はひとりボールペン原紙に刻んだのだ。

似たような経験は私にもある。といっても、自分自身が被害にあったわけではない。友人が殴られるのを目の前で見たのである。学年はひとつ上がって、三年生のときの出来事だ。当時、私の中学校は、一クラス五十人、学年は十クラスあったから、全校でおよそ千五百人の生徒を抱えていた。休み時間ともなると、校庭、屋上、廊下など、そこいらじゅうに子どもがあふれかえった。とくに、狭い校庭は大勢がひしめきあい、小さな衝突、小競り合いが、あちこちで繰り広げられた。

ある日の昼休み、数名のクラスメイトと校庭で遊んでいるうちに、アンドウという男子が一年生とつかみ合いになった。ぶつかっておいて謝らない生意気な一年生を、アンドウが張り倒したのだ。ところが、一年坊主は果敢にも泣きながらアンドウに組みついてきた。

友人たちが何人かで割って入り、その場は収まったが、あとが悪かった。午後の授業が始まる頃、ほかのクラスの三年生が、私たちの教室に殴り込みをかけにきた。さっきの一年生の兄貴だった。

「兄ちゃん、あいつだよ!」と弟に指さされたアンドウの顔面を、兄はいきなり拳で殴った。敵は、私たちのグループの誰よりも、明らかに喧嘩慣れしており凄みがあった。周囲にはあっという間に人だかりができ、「やれやれ! やっちまえ!」などと野次馬の声がかかる。

友人たちがふたたび止めに入るまで、アンドウは二発、三発と殴られ、鼻血を流した。相手の恐ろしい剣幕に、アンドウはただ謝るしかなかった。兄の背中に隠れて笑う弟の顔が醜かった。間に立った友人たちは、昼休みの出来事を説明しようとしたが、乱暴者は聞く耳を持たず、捨て台詞を吐いて教室を出ていった。

この騒ぎの一部始終を、私はすぐ側で見ていた。ひどく腹が立っていたが、見ているだけでなにもできなかった。あとになって、アンドウを慰めるつもりだったか、「謝ることなんかなかったのに……」と声をかけた。彼は、鼻血を拭いながら、謝らないと終わらないじゃないか、というようなことを言った。

このことがあって、数日後、国語の時間に詩を書く機会があった。テーマは自由だったので、私はアンドウの事件のことを書いた。友人が目の前で殴られているのに、なにもできない自分に、ボクはひとりで腹を立てていました、みたいな話だ。

三年生の国語の専任は、かわら版の発行人とは違う先生だったが、このときの私の詩を文集に載せてくれた。当のアンドウは読んだのか読まなかったのか、著者は非難もされなかったし感謝もされなかった。

四谷の土手で「テロ」にあったハザマ君は、学級新聞で怒りのペンを揮った。いっぽうの私は、不当な暴力に対する怒りを詩にして文集に発表した。私たちの感情は、そのことによって、いくらかなりとも収まりどころを見つけたわけだが、それははたして正しいやり方だったのか。

高校にあがってから、中学校の文集を本棚から抜き出して読み返したことがあった。そこにあのときの詩を見つけた私は、ページごとビリビリと破り、丸めてゴミ箱に捨ててしまった。

2

私の通った中学は公立校であったが、教育ママたちがわが子を競って通わせたがるような、いわゆる名門校だったから、不良と呼ばれるような生徒はほとんどいなかった。それよりも、中学全共闘を名乗る左翼少年の存在の方が目立つぐらいだった。

そんな学校であっても、男子中学生は年齢相応にがさつで乱暴だった。二年生のときは、クラスの男子の間で「馬乗り」という遊びが流行り、私たちは昼休みや放課後に屋上でこの遊びに興じた。

ここで、若い世代のために、「馬乗り」について説明しておこう。これは大勢いるほど面白い遊びだが、まず、人数を二つに分けて、ジャンケンで攻守を決める。

守る側が馬になる。いちばん前の人間だけ壁を背に立つ。その股ぐらに二番めの人間が頭を突っ込み馬を作る。それから、その尻に三番めの人間が頭を突っ込み、同様に四番め、五番め……が連なって長い馬の背ができあがる。

攻める側は、一人ひとり、順番に馬の背に飛び乗っていく。全員乗ってから、先頭の人間が守備側の先頭とジャンケンをして、勝てばまた攻め、負ければ交代して馬になる。

ジャンケンの前に守る側がつぶれれば、これも負け。もう一度馬になる。逆に、攻める側が乗り損なって馬から落ちれば、攻守が交代する。乗る側は、荒っぽく飛び乗って圧力をかけたり、乗ってから身体を揺すったりして、馬の列を崩そうとする。だが、ヘタをすれば自分たちが落ちてしまう。その作戦、かけひきを楽しむゲームでもある。

いま思い起こせば、これはたしかに危険な遊びだ。実際のところ、流血は珍しくなかったし、なかには腕を骨折した者もいた。ヘタをすれば、脊髄を損傷する危険もあったろう。だが、誰一人そんな心配をする者はなく、私たちは毎日遊びに興じた。

学校の帰り道は、わざわざ遠回りをして、くだんの四谷の土手を通り、そこで落とし合いをした。ジャンケンで負けた者を、全員で土手の上から突き落とすのだ。その頃は現在のように道端に柵もなく、道からすぐに、長い急斜面が上智大学のグラウンドまで続いていた。

必死の抵抗を試み、たいした距離を落ちずにすむ者もいれば、空中に放り出されたまま、スキーのモーグル競技よろしく斜面を駆け下りていく者もいた。落とされる方は死にものぐるいだが、土手の上に残った者たちは、その様子を見てゲラゲラ笑った。

生徒も乱暴なら教師も乱暴だった。生徒が頭にゲンコツを食らうのは、あたりまえの日常であり、誰もいちいち「体罰」と呼んで問題にはしなかった。

もちろん、生徒に手をあげる教師ばかりではない。むしろ、あげる方が人数としては少なかったのだろうが、生徒たちから恐れられるぶん、そういう教師は目立ったのである。

「ビンタ」というアダ名で呼ばれる技術家庭の先生は、その名のとおり、生徒たちにビンタを見舞うことで有名な、背の低い小太りの男だった。丸顔に黒いセルロイドの眼鏡をかけていた。彼は、拳で仔牛を殺したことのあるという、空手バカ一代的伝説の持ち主だった。

ある日のこと、私は、あの二年C組の教室で、ビンタの実力を目の当たりにした。

当時、技術家庭は男女別々の授業だったが、その日は担任の代理だったのか、C組全員のそろった教室にビンタ先生が現れた。教壇の横の扉を開けて先生が顔を見せたとき、そのすぐ後ろにくっついて、マスダというクラスメイトが、「やあ、ラクにラクに！」と手を振りながら入ってきた。

ビンタ先生は、一度は笑顔で教壇に立ったが、ジワジワと腹が立ってきたのであろう、マスダ君を前に呼び出すと、いきなり彼の頬を平手で張った。

「キサマ、なんだ！　いまの態度は！」

右、左、右、左……、マスダの頬にビンタの嵐！　それは、いつか戦争映画で見た、日本軍の古参兵が新兵を「教育」するシーンさながらであった。

最前列にあった私の机には、マスダ君の鼻血が一滴二滴、飛沫となって落ちた。先生はやっと手を止め、「保健室に行ってこい！」と言った。マスダ君は涙を流していたが、彼にも意地があったのか、「大丈夫です」と答えて席に戻った。

真っ赤に上気したビンタ先生の額からは、湯気が立っていた。興奮さめやらぬ面もちのまま、そのあと一時間、授業をつぶして説教である。五十名の生徒たちは、男子も女子も全員が視線を下に落として、時間が過ぎていくのをただじっと待っていた。マスダ君でなくとも、いい災難であった。

それでも、ビンタ先生は、恐れられたり嫌われたりするだけの教師ではなかった。子ども思いで面倒見がよかったし、仕事もしっかりしていたから、生徒からもそれなりに人気があった。少なくとも、私は彼が嫌いではなかった。

子どもは体罰だけで教師を嫌わない。問題は人柄である。ふたたび、わが身を引き合いに出すと、小学校六年生のときの社会科見学の思い出に行きあたる。学年全部で上野の国立科学博物館に出かけたときのことである。

館内のホールかどこかで、私たちは整列して見学時の注意を聞いていた。そのあとで解散し、班ごとに行動する予定になっていた。

教師の退屈な指示を聞きながら、たぶん隣の生徒に話しかけたかなにかしたのだろう、列のそばにいた担任が私の方をにらんだ。一度はやり過ごすことができたのだが、二度めはなかった。

うかつにも私は、今度は後ろの生徒に話しかけてしまい、それをまた担任に見つかってしまった。彼は形相を変えて寄ってくると、私の脳天にゲンコツをくらわせた。そして、その場に正座しろと命じた。

この中年の男性教師は、四年生から六年生まで私のクラス担任だった。私は、三年間、この担任にはよく殴られた。いや、クラスには私よりもっと殴られているやつもいたから、被害者意識からそう思っているだけかもしれない。

しかし、いつだったか担任が、クラス全員を前にして、こんなことを言ったのを私はハッキリ覚えている。

「センセイは、成績がいいから、学級委員だからといってひいきはしない。そのいい例がヤマトだ」

この発言から推して、先方も私をよく叱っているという自覚があったに違いない。だが、こういう「いい例」のあげかたは、いかがなものか。個人的な見解を述べさせてもらえば、私を標的にしていた担任の卑怯な言い訳にしか聞こえない。

体罰はけっこうだ。だが、子どもといえど、人前で恥をかかされるのはたまらない。

博物館の床は冷たかった。教師の話が終わり、生徒たちが列を組んで移動しても、私は座らされたままだった。担任が立ってよしと言わなかったからだ。

学年中の生徒たちが好奇の目で見ながら、私の横を通り過ぎていく。おおかた誰もいなくなったところで、隣のクラスの担任が気の毒そうに声をかけてくれた。「先生に謝っといで」。

それから私は立ち上がり、担任に頭を下げに行った。すでに私の顔は涙と鼻水でグシャグシャであった。言葉もうまく出なかったが、すみませんでしたぐらいはなんとか言えた。

こうして、私は解放されたのだが、午後、学校に戻ってから開かれた反省会で、もう一度叱られるオマケがついた。まったくもって最低な一日であった。

3

土手で落とし合いに興じたあとは、四ッ谷駅から中央線に乗って小一時間、郊外のわが家をめざす。電車を降りてバスを待つ間は、駅前の本屋で漫画雑誌の立ち読みをするのが日課であった。少年マガジンで『あしたのジョー』を読み、少年ジャンプでは『男一匹ガキ大将』を読んだ。

第二次性徴期でおくれを取った私は、中学校三年間を通して、クラスで一、二位を争うチビだった。それに、もとからの臆病な性格も手伝って、腕っぷしにはからっきし自信がなかった。矢吹丈や戸川万吉に憧れたのは、力に対する憧れが強かったせいであろう。

幸いなことに、中学生の頃もそれ以降も、自分の腕力が問われる機会はめったになかった。それこそ、ハザマ君のような目にあうことも。だが、友人が目の前で殴られるのを見ることはあったし、教師から屈辱的なあつかいを受けることもあった。

あのとき、私がすべきだったのは、自分の悔しさを詩につづることや、担任教師に泣いて詫びを入れることではなかったはずだ。本当にしなければならなかったのは、ほかの友人たちとともに喧嘩に割って入ることであり、教師の目をまっすぐ睨み返してやることだった。

そうできない自分の弱さが恥ずかしければ、たとえば、空手の道場に通ったり、不良の格好をして実戦に臨んだりしてもよかったのだろうが、私はそうもしなかった。それではあまりに単純すぎてカッコ悪いし、だいいち、毎日勉強に忙しくて、そんなヒマはないのである。

「強くなりたい」という男子の素直すぎる願いを抑圧したばかりに、私の不良びいきは後々まで続いた。大学生の頃、『ガキ帝国』や『狂い咲きサンダーロード』などの映画や、Mr. SLIM COMPANYや劇団GAYAの芝居を好んで見ていたというのも、その延長といってよい。

一九八〇年に『ガキ帝国』を撮った井筒和幸は、およそ四半世紀後に『パッチギ！』で大ヒットを飛ばしたが、この二作の間に挟まるのが一九九六年公開の『岸和田少年愚連隊BOYS BE AMBITIOUS』である。いずれも、不良少年たちの青春群像劇であり、一九七〇年前後の大阪や京都を舞台にした映画だ。

自分が中学にあがったのがちょうど一九七〇年だから、時代に寄せる郷愁もあり、私はこれらの作品を愛するのだが、なかでも好きなのが『岸和田少年愚連隊』である。ただし、時代は近いといっても、ここに登場する不良中学生たちの日常は、私の中学時代のそれとは大きく異なる。

ナインティナインの矢部浩之と岡村隆史が演じる中学三年生、チュンバと小鉄は、岸和田の町で、宿敵の不良グループと喧嘩三昧の日々を過ごしている。やられてはやり返すイタチごっこの毎日だ。

かれらの喧嘩は、私が漫画雑誌で読んだような、番長同士の果たし合いとは全然違っていた。柱の陰で待ち伏せし、相手の顔が現れたら煉瓦で殴るとか、歩道橋の階段を上がってきたところを、鉄板を仕込んだ学生鞄で脳天に一撃とか、不意打ち、闇討ちはあたりまえなのである。

さんざんやられて家に帰ってきても、チュンバの母親は「なんや、ババ踏んだみたいな顔して」と、まるで動じない。おまけに、「あした早う起きて行き。寝ぼけてるとこ、狙うたったらええのや」と励ます始末。

チュンバは、おそらく傷害の罪だろう、何度も家庭裁判所に呼び出される。そのたびに母親が付いていき、「うちの子はホントは優しい子なんですぅ」と調査官を泣き落としにかけて息子を連れ帰る。このしたたかな母親を秋野暢子が好演している。

昨今の学校では、子どもの喧嘩に親が口を出し、ときには親同士が裁判沙汰になるという話も聞く。そればかりか、学校に出向いた折、教室から飛び出してきた子どもとぶつかって怪我をした母親が、その子の親を相手どって訴訟を起こしたという話もある。

まったくもって、嘆かわしいやら情けないやら。親の本来の役割を、秋野暢子に教えてもらえと言いたい。

ところで、井筒和幸監督は、中場利一の原作を映画化するにあたって、次のように考えたという。

「暴力を介してしか伝えられない想い。痛みを通してしか感じられない充実感。ケンカ三昧の映画にして、少年たちの生きている様を撮ろうと思った」(『岸和田少年愚連隊』講談社文庫版所収「抜け殻のときに出会った本」)

映画の中には、私の経験したことのない思春期があった。私はそこに、「力に対する憧れ」だけでなく、自分の味わうことのなかった「充実感」のようなものを見る。お利口に安全に生きているだけでは感じることのできない「想い」を見る。

臆病な子、無鉄砲な子、ひよわな子、乱暴な子、性格はさまざまだろうが、どんな子どもでも、成長の過程で暴力の問題は避けて通れない。とくに男子ではそうだ。子どもは身をもって暴力を知り、怒りという感情を知り、それらに対処する知恵を身につけなくてはならない。

子どもの集団に喧嘩はつきものだ。暴力を争いごとの解決手段にしてはまずいが、それを大人から教え込まれるだけでは、本当の学習とはいえない。子どもは、互いの身体をぶつけあって、暴力の痛みと社会のオキテを学ばなくてはならない。

体罰をふるう教師が、学校からいなくなったのはよかった。しかし、人生の早い時期に不条理な目にあう体験も、子どもにとっては貴重である。ときに怒りをためて拳を握ること、その経験が子どもを成長させる力となるのだ。

第九章　受験生ブルース

おいで皆さん　聞いとくれ
僕は悲しい　受験生
砂をかむような　あじけない
僕の話を　聞いとくれ

1

高石友也の歌ったヒットソング、『受験生ブルース』（詞・中川五郎）を初めて聞いたのは、小学校六年生の頃だったと思う。といっても、レコードからでもラジオからでもない。学校の遠足のとき、バスの中で仲のいい同級生が歌うのを聞いたのである。

いや、待て、その替え歌の『機動隊ブルース』だったかもしれぬ。記憶に自信がないが、たしかなことは、一九七〇年前後には、そんな歌を歌う小学生がいたということだ。

私の通う公立小学校のクラスには、中学受験をめざす学友たちが何人もいた。あいつはどこそこの塾に通っているとか、どこそこの私立を受けるらしいとかいう会話が、子どもどうしでも、また親子の間でも交わされていた。

バスの中で歌った友人は、受験組ではなかったが、そんな日常を風刺するつもりでマイクを握ったのだろうか。そう思えるぐらい早熟な男だった。なにしろ、彼は中学生になると間もなく、学生運動に身を投じ闘争の日々を送ることになったのだから。

いまでこそ、中学受験の準備は小学校四年生からだの、それでは遅いだのと言われるが、私が小学生の頃はさすがにそんな話は聞かれなかった。受験する連中も、そのための勉強に専心するのは六年生になってからだったと思う。いや、この記憶もあいまいだ。進学塾に通う友人たちは、もっと早くから通っていたのかもしれない。

政治学者の原武史は、『滝山コミューン一九七四』（講談社文庫）で、自身が通った東京都東久留米市の小学校のありさまを克明に描いた。彼は一九七三年、小学校四年生のときに、いわゆる有名進学塾を受験している。時代は五年ばかり遅いとはいえ、私の学友たちと事情はさほど変わらなかったはずだ。

というより、小学校における進学熱が、五年ほどかけて都心から都下へドーナツ状に蔓延していったと考えれば、私の同級生たちが四年生ぐらいから塾に通っていたとしても不思議はない。

先日、知り合いの臨床心理士が、娘を私の母校に通わせていたことを知った。彼女の住所がその近辺だったので、カマをかけてみたらやはりそうだった。

「センセイ、あの学校は腐った私立みたいなところでしたよ。わたしはイヤでした」

歯に衣着せぬ勢いで、聞きもしないことまで教えてくれた。保護者会などで、「うちの子は塾の勉強が忙しいから、学校の宿題はやらせてません」と、平然と言ってのける母親たちを目にしたそうである。

あまりにありそうな話だったので、とくに驚きもしなかった。だって、あそこは四十年前からそういう学校だよ。今度は、こちらが思い出話をする番だ。

六年生のクラスには、二学期の終わり頃から登校してこなくなった生徒がいた。あいつは学校を休んで家で受験勉強をしてるらしい……。すぐにウワサがたった。そして、それはどうやら本当らしかった。

どこから話が湧いたのか、担任の教師を囲んで、ずる休みだ、ずるい、ずるい！　と生徒たちの声があがった。担任は、否定するでもなく、ただ「親に診断書を提出させる」と言ってニヤリと笑った。

生徒たちは、わあ！　と沸いて、溜飲を下げた気になった。だが、いま、こちらが診断書を書く身分になってみてわかるが、当の親にとってみれば、その程度の脅しは痛くも痒くもなかったはずだ。

ひょっとすると、親と担任の間で話ができていたのかもしれない。その戦略的不登校の成果あってか、子どもの方はちゃんと志望の私立に合格した。

「砂をかむような、あじけない」どころではなく、積極的に不愉快な話だ。しかし、すでに四十年以上も前に、伝統校のホマレ高い都内の公立小学校では、こういうことが起きていたのである。

私もその学校の一生徒であった。だが、当時、現役の小学生だった私は、自分の身分になんの疑問も抱かず、受験の苦労も知らず、のんきに小学校に通っていた。

2

朝はねむいのに　起こされて
朝めし食べずに　学校へ
一時間目が　終わったら

無心に弁当　食べるのよ

のんきにしていられなくなったのは、中学一年生の二学期になってからであった。私は小学校と同じ学区にある中学校に進学したが、親が郊外に家を建てたので、夏休みに転居することになった。しかし、転校は親子とも選択肢になかったので、それから毎日の通学がたいへんになった。

私は幼稚園の頃から電車で通園していた。親は、先の小学校に入れるためには、その地域内にある幼稚園に通っている方が有利と考えたのだろう。子どもの交友関係も、考慮に入れていたかもしれない。

幼稚園、小学校時代の通園・通学時間は、電車を使って片道三十分ぐらいだったが、転居してからは、電車に乗っている時間だけでもそれ以上、徒歩とバスの時間も計算に入れれば、さらに倍以上かかった。

朝は、七時前のバスに乗り、最寄りの国鉄の駅まで出てから中央線に乗った。電車は毎朝混んでいた。私は高校にあがるまで背が伸びなかったので、満員電車の中で通勤客に四方を囲まれると、まるで暗い井戸の底に沈んだような気分になった。

四ッ谷駅で下車し、中学校まで歩いて約十五分。革の学生鞄が腕に重く、校門にたどり着くまでに、左右の手で何度も持ち替えた。しかし、鞄が重いなどという悩みは、中学生という年齢を考慮しても、かなり低レベルだったといわねばなるまい。

定期試験では、成績上位の者の氏名が掲示板に貼り出された。私の名前もそこにあったので、そのとき初めて、自分の学力が学年のどのあたりにあるのかを知った。

私に『受験生ブルース』を教えてくれた友人の名前は、掲示板になかった。私には意外だった。彼とはクラスが別だったが、廊下で出会ったときに、「どうしたんだよう！」と声をかけた。彼は難しい顔をして「いや、ちょっと考えることがあってね」と言った。

彼の頭の中は、三里塚闘争や反帝国主義や世界革命のことなどで、いっぱいだったかもしれない。いっぽう私はといえば、混んだ電車と重い鞄と試験の成績と、……それからなにを考えていただろう。

高校受験を意識しだしたのは、二年生の夏休みぐらいだったか。その夏、私はある学習塾の開催する夏期講習に参加した。もちろん、母が探してきたのである。

通学時間から考えて、学期中に塾に通うのは無理があった。そこで、長い休みの間だけ、その手の講習会に行かされることになった。講習会は、新宿区にある私立高校の校舎を借りて開かれていたので、私は中央線に乗って都心まで往復しなければならなかった。なんのことはない、学校に通うのと同じである。

前述の原武史は、小学校のことばかりではなく、二年間通った進学塾や往復に利用した電車や駅の様子なども、じつに詳細にわたって記憶している。私は参加した講習会の思い出などないに等しいので、原の記憶力にはただ感服するのみである。もっとも、通った日数がまるで違うのだから、比べる方がおかしいか。

覚えているところでは、中学三年生のときの数学の家庭教師である。とはいっても、相手はどこかの高校の先生だったため、こちらからむこうの家に出向いていった。当然、これも母が探してきた話である。

この先生の家は、私の実家から一駅ほど先にあった。私は、学校から帰宅すると急ぎの夕飯をとり、自転車に乗って先方の家に出かけた。

毎週だったか、隔週だったか、これまた記憶にない。ただ、緊張を強いられる時間をガマンして過ごしたことだけは、よく覚えている。そもそも嫌いでデキの悪い教科を教わるのだから、楽しいはずもない。

しかし、その甲斐あってか、とはおよそ思えないのだが、私は志望の高校に合格することができた。そこは都下三多摩の医者が子弟を通わせたがるというウワサの私立男子校で、私の家から自転車で通える距離にあった。くどいようだが、母が見つけてきた学校である。

面接試験のとき、試験官から都立にも合格したらどっちにすると尋ねられ、「家から近いからこっちにします」と答えたら、その先生は「名門だから、と言ってくれよ」と笑った。

ともあれ、晴れて入学を果たした私は、幼稚園のときから十一年間にわたった電車通学から解放され、毎朝自転車にまたがって登校することになった。

高校を卒業してずいぶんたって、父から、私が受験する前に、母が校長の家に挨拶に行っていた事実を知らされた。人づてに紹介してもらったそうだ。その話を聞かされたときには、ちょっとイヤな気分になった。底に小判の敷かれた菓子折りを抱く母の姿を想像したからである。

3

かあちゃんも俺を　激励する
一流の大学　はいらねば
あたしゃ近所の　皆様に
あわせる顔が　ないのよ

一九七七年、一年間の浪人生活の後、私は地方の国立大学に合格した。当時、国立大学の入試は一期校と二期校にグループが分かれていて、どちらも一校ずつ受験することができた。私が入学願書を出したのは、国立一期校の中でも一番めか二番めに偏差値の低い大学であった。

つまり、「一流の大学」とは呼べないわけだが、とりあえず国立大学の医学部であるから、私にしては上出来だったといえる。その結果には、もちろん「かあちゃん」も喜んだ。

すでにみたとおり、医学部へいたるレールは母によって敷かれていたのだが、その始発駅は幼稚園にあった。幼稚園から中学校までは公立なので、手続きさえすれば望みの学校に通えた。

母は、その学区に住む知人の住所を借り、そこに自分と子どもたちの住民票を移した。私の多くの学友たちも、同じような方法で越境入学していた。

母が、姉と私をその地区の学校に通わせたのは、おそらくふたつの理由からだ。ひとつは、子どもを良い学校に入れたいと願う一般的な親心。もうひとつは、自分が生まれ育った土地の学校に子どもを通わせたいという個人的な心情である。

母は、自分の故郷と子ども時代に、強い愛着を持っていた。だから、子どもも同じような環境で育てたいと願ったのかもしれない。名門と称される私学の女子校を出た母親が、自分の娘を同じ学校に入れたがることがあるが、それと似たような感覚であろうか。

しかし、いずれにせよ、母が「教育ママ」であったことは間違いない。この母親たちにとってありがたくない称号は、教育に熱心すぎる母親を揶揄する言葉としてメディアに登場した。それはちょうど『受験生ブルース』と同じ時代の出来事ではなかったか。

私の母は、自分のことを「教育ママ」とは認識していなかっただろう。私も、もちろん、そうは思っていなかった。私立中学を受けさせるために子どもを塾に通わせ、受験が近づけば学校を休ませてしまうような母親こそが、そう呼ばれるにふさわしいと考えていたはずだ。

だが、いまとなっては、どちらも五十歩百歩である。母はやはり教育ママであり、私はその母に育てられた「受験戦士」であった。

ここまで言っておいて、いまさら母の肩を持つのもなんだが、私に幸いしたのは、母の関心が「一流の大学」や「近所の皆様」に向かわなかったことだ。

山の手の中流家庭に生まれ、親戚に医者の多かった母は、医者を夫に選び、息子にもその職業に就くことを望んだ。そのためには、息子にそれなりの教育を与えねばならなかった。

しかし、だからといって「一流の大学」に行かせる必要はない。二流でも三流でも結果が出せればいいのである。そして、母にとっては、「近所の皆様」の評価などよりも、自分と息子の幸福の方がはるかに重要なのだった。

……と、これはすべて私の想像したことであって、たぶんに憶測の域を出ない。母に向かって、どういうつもりで私を学校に通わせたか、私が医者になれなかったらどうするつもりだったか、などという質問をしたことはないし、いまアルツハイマー病の末期の床にある彼女に、それを問い質すこともできない。

それに、たとえ訊いたところで、こんなふうに言われて終わりな気がする。

「あら、あんたイヤだったの？　なんか困ったことある？」

それはもうおっしゃるとおりで、受験勉強はイヤだったにしろ、それは誰にとっても同じこと。学校生活では、特別イヤな思いをしたこともない。大学を出た後も、とりあえずオッケーな人生を送ってきたし、はたからは順風満帆に見えるかもしれない。というか、まあ、そう思われてもしかたがない。

ところが、医師国家試験に合格することを最終目標に、それを達成すべく用意された環境で育つうち、学業成績や学歴ですべてを序列化する価値観に、わが身を染めることになった。その過程で身についてしまった評価尺度は、他人をはかるばかりか、いつまでたっても自分に自信を持たせてくれない。

私は、そのことに憾みがある。そしてまた、母親の欲望を自分自身の欲望として過剰に取り込みすぎたことについても。

4

ひとよひとよに　ひとみごろ
ふじさんろくに　オームなく
サインコサイン　なんになる
俺らにゃ俺らの　夢がある

『受験生ブルース』の歌詞で、私がいちばん好きだったのは、このフレーズだ。言葉がうまくメロディに乗っているし、それが平方根と三角関数というところにウィットがある。そして、全体にペーソスがある。

三角関数を学んだのは高校生のときだった。たしかに、あの勉強は「なんになった」のであろう。理数系の分野で基礎知識として重要であろうことは容易に理解できる。高校生の年代で、それを学ぶことが抽象的思考を鍛えるために役立つ、と言われれば否定はしない。しかし、個人的には、試験に出るから……以上の必要を感じたことがなかった。

要するに、私にとっては、三角関数も微積分も受験のための道具でしかなかったわけだが、もし、私が数学が好きだったなら、それがなんになろうと喜んで問題を解いていたに違いない。

逆のことを考えると、たとえば、私は世界史の年号を覚えるのは苦痛ではなかったし、高校生にとって歴史感覚を磨くことは非常に重要だと考えてもいる。だが、歴史嫌いの生徒にしてみたら、これもまた「なんになる」の世界であろう。

「なんのためにこんな勉強するの？　なんの役に立つの？」

そんな疑問を持ちながら、教室の椅子に座っている子どもたちは、昔から大勢いた。昨今は、学校の勉強に意味を見出せない生徒が多いと聞くが、それはけっしていまに始まったことではないのである。ただし、「受験生」を取り巻く状況は、四十数年前とだいぶ異なったものになっている。

あの頃、この国は高度経済成長時代のまっただなかにあった。いい大学を卒業していい会社に入ることが、将来を保証してくれるとみんな信じていた。会社に入れば入ったで、「サラリーマンは気楽な稼業ときたもんだ」（歌・植木等）であった。

だから、「いまガマンして勉強しておけば、大人になったときにいいことがある」、「出るぞ！　試験に出るんだぞ！」と言われれば、多少理不尽な思いがしても、子どもたちは言われるとおりに勉強したのだ。

しかし、いまではそれが難しくなった。高学歴化と少子化によって、大学は昔に比べ入りやすくなった。選り好みさえしなければ、どこかに入れる。

だが、入れたからといって、卒業後に職にありつけるとは限らない。また、この不況の世の中にあっては、有名大学を出て大企業に入ったからといって、その先ずっと安泰ともいい難い。つまり、子どもたちにとって、上の学校をめざしてしのぎを削る必要がなくなった代わりに、学歴のありがたみも減ったのである。それではもう、先のような言い方で、子どもを机に向かわせることはできない。

にもかかわらず、「お受験」ブームにみるように、一部では受験生も教育ママも低年齢化している。いま、受験生の母親たちは、みずからの欲望をどこまで自覚しているだろう。そして、子どもたちは、それをどのような形で取り入れ成長するのだろうか。

思えば悲しいことに、受験生の私には「夢」がなかった。医者になることは、自分の夢ではなく母の望みであり、子どもの私にとっては定めのようなものであった。

では、ブルースを歌う受験生君には、どんな夢があったのか。歌の最後、「結論でございます」に続けて、彼はこう歌う。

大事な青春　無駄にして

紙切れ一枚に　身を託す
まるで河原の　枯れすすき
こんな受験生に　誰がした

「俺らにゃ俺らの夢がある」とつっぱったところで、これが結論であるところをみると、彼にもたいした夢はなかったように思える。現実を逃れられないものと受け入れて、サインコサインを解いていたのだろう。私も、その先輩の後に続いたのだ。

「こんな受験生に誰がした」のかといえば、それはこの学歴社会だ！　というわけであろう。それに倣うなら、私が「こんな男」になったのは、母と、学校と、私が生きたあの時代のせいである。

もちろん、これは私の勝手な言い草だ。母の敷いたレールより、そのあと自分で敷いたレールの方がはるかに長くなってしまったいま、夢だの定めだのとグズグズ言ったところでしかたあるまい。

私は母の敷いたレールを走りきり、終着駅まで無事にたどり着いた。それはそれでよしとしよう。途中で多少余分な荷物を積み込む羽目になったが、楽しい景色もたくさん見た。

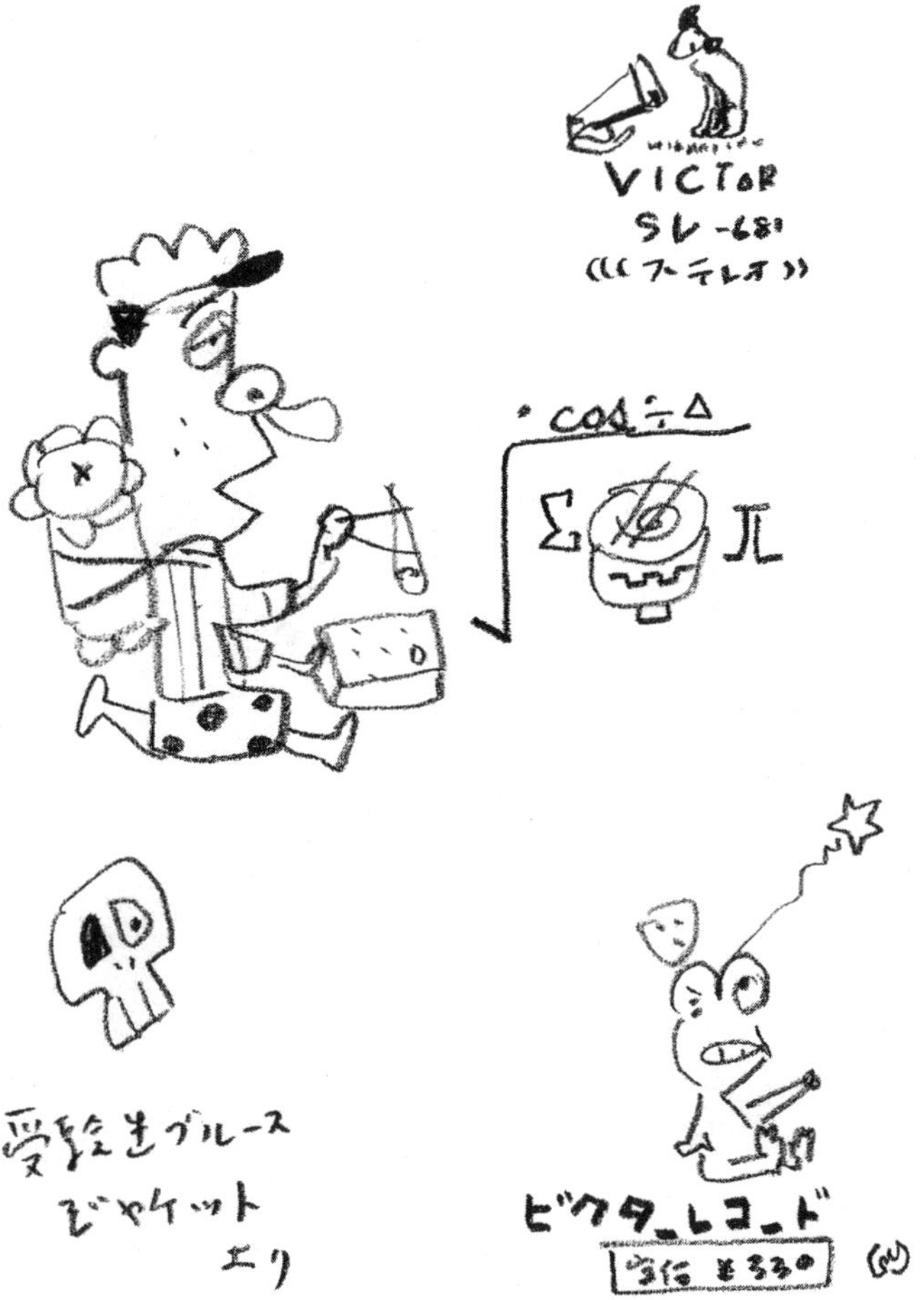
VICTOR
SV-681
((ステレオ))
cos ÷ △
Σ
π
受験生ブルース
ジャケット
より
ビクターレコード
定価 ¥330

第十章　アニメソングが聞こえる場所

1

年の初めには、大学の後輩たちを集めて、おたく祭を開く。正式な名称は「リアルげんしけん新春おたく祭」だ。

これは、私が所属していた大学の漫画サークルのＯＢ会なのだが、ネーミングは漫画作品のタイトルによっている。「げんしけん」は漢字で表記すれば「現視研」、「現代視覚文化研究会」の略称である。

聞くところによると、漫画『げんしけん』は、かつて私たちの所属していた、あの「現視研」をモデルに描かれており、作者の木尾士目という漫画家も私たちと同じ大学の出身だそうだが、卒業年度がかなり後らしく、私たちは誰も彼の正体を知らない。

フィクションの『げんしけん』に対し、「俺たちリアルですから、よろしく！」というのが頭に「リアル」を載せた理由である。しかし、その後に「おたく」とつけるのは、私以外のメンバーにとっては不本意かもしれぬ。リアルげんしけん（略・リア現）のメンバーの一人、すぎ丸ならこう言うだろう。

「おたく？　イヤだなあ、ただのアニメ好きですよ」

すぎ丸は大手出版社で編集の仕事をしている四十代の男である。夏には休みをとって、広島の国際アニメーションフェスティバルを見に行く。半年前に宿に予約の電話を入れると、「ああ、毎年来てるアニメの人ね！」と言われるそうだ。毎年じゃない、と本人は主張する。このフェスティバルは、隔年の開催だからだ。

自分でアニメを見て歩くだけでは満足しない。すぎ丸は十六ミリの映写機をなぜか三台も保有しており、年に数回、この愛機（零号機、初号機、弐号機）を駆って上映会を開催している。会場には都内の区民会館の集会場などを借りる。

わざわざ映写機を使って上映するぐらいだから、ビデオやＤＶＤで見られるような作品はやらない。これぞと思われるフィルムを都立図書館などから探し出してくるのだ。そうやって企画されるのが、たとえば、「南無アニメ陀仏！『蓮如とその母』（作・川本喜八郎）＋短編フィルム上映会」といった会なのである。どうです？　行ってみたいですか？

すぎ丸の上映会が開かれるたび、リア現の有志たちが応援に駆けつける。ここ何回かはアニメ上映の後に、すぎ丸の盟友、くどう画伯のトークショウが行われている。このくどうという男も、もちろん、リア現のメンバーである。

「画伯」の名に恥じず、彼は芸術学部の油絵科を卒業し、現在はイラストレーターとして活躍している。仮面ライダーやゴレンジャーなど、変身ヒーローを油絵風のタッチで描く特異な(?)作品は、一部にコアなファンを生んでいる、らしい。

おたく祭では、酒を飲まない画伯は、たいていスケッチブックを広げて漫画のキャラクターなどを描いている。即興の落書きである。ある年、私はこれをこっそり頂戴し、後日、画材店に持ち込んで額装してクリニックの壁にかけた。マジンガーZと兜甲児、ベルばらのオスカル、サイボーグ００９と男おいどんが、それぞれの額におさまった。

くどう画伯はアニメの知識量においてもリア現メンバーの中で一、二を争う。テレビのクイズ番組に出演し、出題されるアニメのキャラクター百人の名前をすべて言い当て、百万円を獲得したこともある。この快挙はいまもリア現の語り草である。

ところで、ここにあげたような、すぎ丸や画伯のエピソードは、私が「おたく祭」を開くようになってから初めて知った。というより、そもそもこの会合を始めるまでは、かれらとは面識がなかった。すぎ丸も画伯も年若い後輩なので、私と現役時代がかぶっていないのである。

それでもかれらと一緒に集えるのは、間をつなぐ後輩がいたからだが、近年インターネットで普及したソーシャル・ネットワーキング・サービスのおかげもある。ここには、バーチャルな現視研の部室があって、常時、会員どうしの情報交換が行われているのである。ここで呼びかけを行うと、約三十名のメンバーに一晩で連絡が回るようになっている。

かくして、今年も都内某所で新春おたく祭が開かれた。宴もたけなわ、用意したスクリーンで、これまた恒例のアニメ上映会が始まる。現視研の六代目部長を務めたカシワギ君が、自分のコレクションをＤＶＤに編集してきた。一本めは、『タイガーマスク』の最終回「去りゆく虎」。

いまの時代に見ると、これがまたとんでもない映像である。一回分まるまる反則ワザの連続、流血につぐ流血！　よくもまあ、こんなものをゴールデンタイムに流していたものだ。四十年前、全国の子どもたちが、テレビにかじりついてこれを見ていたわけだから、まあ、時代といえば時代である。

タイガーマスクのエンディングテーマ、「みなし児のバラード」（！）が流れた後は、「放送禁止映像特集」に突入。『シルバー仮面』や『レインボーマン』といった子ども番組に、いまならけっして電波に乗ることのない台詞やクレジットタイトルが次々に飛び出す。なにが悲しくて、こんな場面ばかり集めてくるのか。そこがおたくのおたくたる所以、躍如として面目ない……といったところであろう。

おりしも、スクリーンに映し出されたのは、愛の戦士『レインボーマン』の主人公、ヤマト・タケシが悪の手先によって捕らえられ、人格を破壊する装置に乗せられるシーンだ。苦痛に顔を歪めるヒーローと、それを見ながら不気味に笑う白衣の男。

「あ、悪い精神科医だ！」

「ヤマトさんのクリニックにも、ああいう機械あるんですか？」

「ねえよ、バカヤロウ！」

「いやあ、あやしいな！」

メタボな腹をかかえてゲラゲラ笑う男たち。こうして、おたく祭の夜はふけていくのであった。

2

私はアニメについては門外漢である。大学入学後、まっさきに現視研に入会したのは、子どもの頃から漫画が好きだったからであり、自分でも漫画を描いてみようと思ったからだ。

ここで、自分の漫画遍歴をたどってみると、私が漫画に親しむようになったのは昭和三十八年頃からのこと。私は五歳だった。その歳から週に一度ピアノの稽古に通わされたのだが、稽古の日には「週刊少年マガジン」を買ってもらえることになった。というより、母が吊るしたエサにつられて稽古に通うことになったのである。

「少年マガジン」と「少年サンデー」は、ともに昭和三十四年の創刊であるから、それまでも目にするチャンスはあったはずだが、従兄の家でサンデーを読んだ記憶ぐらいしかない。つまり、漫画雑誌を定期講読するようになり、身近に漫画のある生活に突入したのが五歳というこなのである。

ピアノの先生のお宅は四谷にあった。私の通う幼稚園も四谷にあった。私は毎日母に手を引かれ、千駄ヶ谷の家から四谷まで通園していた。

ピアノ教室ぐらい家の近所で探せばいいものを、母はわざわざ（かどうかは知らぬが）幼稚園の近くに見つけてきたのである。いや、それ以前に、幼稚園だって家の近所でよかったと思うのだが、母の教育プランはそれを許さなかった。

でも、そのおかげで、私は毎週、「少年マガジン」が読めることになった。掲載されていた漫画の中で、いまもすぐに思い出せるものは、ちばてつやの『紫電改のタカ』、桑田次郎（現・桑田二郎）の『8マン』、一峰大二の『黒い秘密兵器』などだ。

梶原一騎・原作、吉田竜夫・画によるプロレス漫画『チャンピオン太《ふとし》』というのもあった。これは少年マガジンに掲載された漫画で初めて実写ドラマ化された作品。力道山や豊登など、現役のプロレスラーも出演していた。

ピアノは小学校二年生のときにやめた。黄色のバイエルが終わって、ツェルニーの教則本に入ろうかという頃だった。稽古に行かなくなったので、漫画も買ってもらえなくなった。

それから後、私が小遣いで買い出したのは、雑誌より単行本だった。姉が、石森章太郎（のちの石ノ森章太郎）の『サイボーグ００９』を買ってくるようになったのが、昭和四十一年頃のこと。秋田書店から出ていたサンデーコミックスのシリーズだった。

その巻末の広告を見て、自分がなにを買うか吟味した。一冊につき二百四十円とか二百五十円とかいう値段だが、小学生の小遣いからすれば、けっこうな出費である。なにしろ、少年マガジンが四十円とか五十円とかの時代なのだから。

私の本棚には、いまも当時の蔵書の一部が残っている。秋田書店の同シリーズから発売された手塚治虫の『バンパイヤ』と『W3《ワンダースリー》』は、どちらも昭和四十三年刊行の初版本だ。私はマガジン育ちだったので、同誌に連載のなかった手塚治虫に出会うのは少し遅くなった。

その手塚治虫は、昭和四十一年十二月、自社の虫プロ商事から月刊誌「ＣＯＭ」を創刊した。「わたしは、この雑誌において、ほんとうのストーリーまんがとはどういうものかを、わたしなりに示したいと思う」。漫画の神様が、そんな熱い想いを託した「まんがエリートのためのまんが専門誌」であった。

姉は、昭和四十四年の半ば頃から、今度はこの雑誌を講読するようになった。「まんがエリート」という言葉が私のスノッブなハートをつかみ、私自身も「ＣＯＭ」の熱心な読者になった。

手塚治虫の『火の鳥』、永島慎二の『フーテン』、トキワ荘に住んだ漫画家たちの連作『トキワ荘物語』などの連載のほか、岡田史子、樹村みのり、やまだ紫、宮谷一彦ら新人作家の作品を、毎号毎号繰り返し読んだ。それは、昭和四十六年末に同誌が休刊するまで続いた。

ところで、私が少年マガジンを読み始めた昭和三十八年は、テレビアニメの人気番組がスタートした年でもある。『鉄腕アトム』を先頭に、『鉄人28号』、『８マン』などが同じ年に次々とアニメ化され、子どものヒーローたちがブラウン管にも登場するようになった。

また、この年は力道山が死んだ年でもある。子どもの頃、私はテレビのアニメは見せてもらえたが、プロレスは見せてもらえなかった。教育上よろしくない、ということだったのであろう。

そのときの反動からか、大学生になってから、一時期テレビのプロレス中継にハマったことがあった。初代タイガーマスクの全盛期で、私はとくに英国ランカシャー生まれの爆弾小僧、ダイナマイト・キッドとの試合を楽しみにしていた。

キッドの必殺技、ロープ最上段からのダイビング・ヘッドバットが美しかった。そういえば、『チャンピオン太』の決め技は「大空中固め」といったが、あれは幼稚園の子どもにも物理的に不可能であることがわかった。

……ちょっと話がそれた。なにが言いたかったかといえば、すでに述べたように私の幼児期はテレビや少年雑誌の創生期と重なっているのだが、個人史においてはテレビ（アニメ）より漫画（雑誌）から受けた影響の方が大きかった、ということである。

サブカルチャーの分野で世代論が語られるとき、テレビが家に来た日のことを覚えている世代と、物ごころついたときにはすでにテレビがあった世代との間には断絶があるとよく言われる。

昭和三十五年生まれの「編集家」、竹熊健太郎が『私とハルマゲドン』（ちくま文庫）で指摘したところによれば、団塊の世代に比べ、竹熊以降の世代は、一年、二年で分割される「デジタルな世代意識」を持っているという。なぜなら、テレビの子ども番組が同じ周期で切り替わるからだ。つまり、子どもの頃に「リアルタイムでどの番組を見たか」が、世代意識を決定づけるというのである。

私は、竹熊より三年早く生まれているが、たしかに物ごころつく前から家にテレビがあった。しかし、彼のように「おれの世代はまずテレビ、ついでマンガなのである」とは断言できない。むしろ、私の場合は「まず漫画（しかも漢字で書きたい）、ついでテレビ」だったのだ。

この違いは、世代うんぬんより家庭環境、とくに母親の教育方針が生んだものなのか。それとも、私と竹熊の世代とは、互いに「デジタルな世代意識」を抱えて断絶しているということなのだろうか。

3

私が現視研に入会した昭和五十二年は、『宇宙戦艦ヤマト』の劇場映画が公開された年だ。まさに、アニメブームに火がついた頃だったが、この時点では、まだおたくはこの世に存在しなかった。もちろん、そういう人種はいたのだろうが、「おたく」という名称自体が生まれていなかったのだから、いまでいう「おたく」はいなかった。

そもそも「おたく」の起源は、昭和五十八年に中森明夫が書いた連載コラム「おたくの研究」にあるという。その中で、中森は、同人誌の即売会に集う漫画ファン、アニメファンなどを揶揄して「おたく」と呼んだ。このときから、世界はおたくで溢れかえるようになった。

昭和五十二年当時の現視研は、まだ創設二年めで、内実は他大学の漫研（漫画研究会）とほぼ同様であった。年に一冊、同人誌を発行するのがメインの活動。ほかには毎月コピー印刷で会報をつくっていた。

同人誌は「まんがいち」、会報は「所凡天《しょぼんてん》」という名前だった。後者のネーミングは、「所詮、凡人には、天才を理解することができない」の略である。たしか、出典は筒井康隆の作品と聞いた。

はりきって入会したものの、一年生のときは学園祭実行委員だの劇団（いわゆる演劇サークル）の公演だの、ほかのことに忙しく、私が同人誌デビューを果たしたのは二年生になってからであった。

私の処女作は「まんがいち」の第三号に載った。秋の学園祭シーズン、私は部長のカワナベ君と二人で、できたての同人誌を持って東京の即売会に出かけた。コミケ（コミックマーケット）ではない。年代からすると、コミケは当時すでにあったはずだが、もちろん、いまのような巨大市場でもなければ、国際的（？）なイベントも行っていなかった。あの組織の今日のような発展を、いったい誰が想像することができたであろう。

それはともかく、私たちが出店した即売会の会場は、どこかのデパートだか大学だかの屋上だった。のどかな青空まんが市である。その日、わが「まんがいち」は、たった一冊しか売れなかったが、私はゴキゲンな気分だった。なにしろ、初めてケント紙に墨で描いた自分の漫画が、本になって目の前に積まれていたのだから。

この年に会員が一気に増え、おかげで会の活動も活性化した。同人誌即売会への参加、夏期合宿の開催などを通じて、現視研はサークル性を強めていく。その動きの中で、私の三年下、四年下の学年から、アニメマニア、特撮マニアなどが台頭してくる。かれらはちょうど竹熊健太郎と同じぐらいの年代、いまなら「おたく第一世代」に括られる人たちだ。

ここにいたって、現視研は「現代の視覚文化を研究する」という本来の目的にふさわしい団体になったのだが、私はこの変貌ぶりに違和感を覚えていた。かれらはアニメや怪獣の話ばかりして漫画を描かない。飲み会になれば、ガンダムだのイデオンだの私のわからない話を始め、私の知らないアニメソングを歌い出すのである。私たちはまさに「デジタルな世代意識」で分割されていた。

もっとも、私自身、サークルとしての現視研には、最初から強い思い入れはなかったし、個人的にも集団に貢献していなかった。漫画の創作というのは個人的な作業なのだから、そんなにしょっちゅう寄り集まる必要はないと思っていた。なので、漫画は描けるときに描いて、今度これ載せてね、と持っていくだけだった。

私の帰属意識は、もっぱら劇団の方にあった。公演の稽古期間に入ると、私は、学校から帰ってランドセルを放り出して遊びに行く小学生よろしく、寮の部屋に鞄を投げ込み稽古場まで自転車を飛ばした。年に一度か二度、しかも一夜一ステージかぎりの公演のために、一、二ヵ月の間、毎晩のように仲間と一緒に跳んだり跳ねたり。

そんなエネルギーのはじけ方が私には好ましかったし、仲間たちのことはどこの誰よりも信用していた。逆に、いまや主流派となった現視研の新世代に対しては、創作もせずになんのための集団か！　いい歳してアニメソングなんて歌うんじゃない！　と反感を抱いていた。

しかし、あとになって考えてみれば、私がそうやってスネていられたのも、集団を支える人間がいてくれてのことであった。創作だ表現だとイキがってみても、漫画も芝居も当時の流行をなぞった猿マネにすぎなかった。

だから、私が大学時代を過ごしたあの場所は、どちらにしても、アニメソングが聞こえる場所であったことに変わりはない。なんの責任もなく毎日を過ごし、生ぬるい時間に浸っていられた幸福な季節だった。

さて、最後に、もう一度「おたく祭」に話を戻そう。前に紹介したリア現のメンバーたちは「おたく第一世代」だ。四半世紀を経てもなお、かれらの話はあいかわらずわからない。だが、聞けばなんでも教えてくれる。

いや、教えてるつもりはなく、ただ嬉しくて話しているだけかもしれない。なにしろ、こいつらときたらアニメや特撮やプロレスの話さえしていれば、最高にゴキゲンなのだから。

なにか好きになれるものがあること、好きなものを追い続ける情熱を持てることは幸せである。好きという感情に損得の入り込む余地はない。純粋である。その感情に素直でいるかぎり、道をはずれる心配はない。「〇〇を好きなやつに悪いやつはいない」といわれる所以である。

そう思うと、これまでの私には、いささか欲がありすぎた。いや、欲なら誰にでもあるから、下心がありすぎた、とでも言うべきだろうか。願わくば、こいつらのようであったなら……、私は目の前のおたくどもを見て思う。

酔いが進んだか、誰からともなくアニメソングが始まる。四十歳を過ぎた男たちの歌うそれは、さながら御詠歌のようである。そう、いまだけは、ここもアニメソングの聞こえる場所なのだ。

第十一章　おふくろの味、妻の味

1

河豚という魚を生まれて初めて食べたのは、二十八歳の正月、下関市にある妻の実家を訪ねたときのこと。結婚して迎える最初の正月だった。かの地では河豚を「ふく（福）」と呼ぶことを知ったのも、たぶんそのときが初めてだったと思う。

新年の食卓には朝から鰤の刺身が並んだ。むこうの母が近所の魚屋に出前してもらうのだが、このとき河豚の載った皿はべつにあった。それとも、夕食のときだったか。魚屋が捌いた河豚刺しは、料亭で食うものより厚みがあり歯ごたえもあった。もちろん、そのことを知るのは、もっと後になってからのことだ。

刺身が出たのだから、たぶん、ちり鍋も同じときに食べたはずだ。となると、やはり夕食だったか。鍋で煮られた河豚の身は、豚というより鶏に近い味がした。

そもそも海から捕れる魚を河の豚とはどうしたことか。ちりの味を尊重すれば「海鶏」とした方がふさわしいのではないか。新しい食の体験を重ねつつ、そんなことを考えた憶えがある。

私の両親は二人とも東京の生まれなので、私は子どもの頃に自分の家と異なる食文化に触れる機会が少なかった。正月の雑煮も、地方によって、だしや具がさまざまであると話には聞いていたが、実際に家以外で食べたことはなかった。

下関で食べた雑煮は、餅が丸いのはいいとしても、白菜が入っているのには驚いた。ほかにもたくさんの具材を入れて煮込んであった。私が長年食べてきた雑煮は、餅と鶏のササミの上に三ツ葉を載せ、すまし汁をかけた程度のものである。

妻の実家での初めての正月。朝から刺身を食べる体験も新鮮ならば、河豚の味も雑煮の味もまた新鮮だった。私は、なるほど、食文化の違いというのはこういうことか！　と実感したのであった。

文化は地方によっても違うが、個々の家庭によっても違う。私は家を出るまでの約二十年間、母のつくった料理を食べて育ったが、いまや結婚して四半世紀以上になるわけだから、妻のつくるものを食べた年月の方がずっと長くなった。

私自身の食文化は、いまではすっかり妻の支配下にある。おふくろの味は妻の味によって完全に征圧されたといってよいだろう。もっとも、この件に関しては、私は無条件降伏するにやぶさかでない。妻のつくるメシの方が、はっきりいって旨いからである。

よその家庭で食事する機会がないので、比較のしようはないが、妻は手のかかるものをよくつくる。主食は米飯でなくビールなので、ごはんのおかずというより酒の肴のようなメニューになる。したがって、テーブルには小皿がいくつも並ぶ。あり合わせのものでなにかつくるといったことはせず、必ずレシピから食材を書き出して買い物に行く。

たまに気が向くと弁当をつくってくれることがあるが、小さな弁当箱の中には、白い米飯と数種類のおかずが、彩りもきれいに整然とレイアウトされている。私が中学生の頃に持たされた母の弁当は、のり弁プラス豚肉の生姜焼きとほうれん草の炒め物が定番だったから、黒、茶、緑の三色しかなかった。それに比べれば、妻の弁当はお花畑のようだ。

わが家の食事は、結婚したときからずっとシェフのおまかせメニューであり、これがすなわち、妻が自分の育った家から持ち込んだ食文化なのである。もちろん、それは年月を経て少しずつ変化してきたはずだが、起源は山口県にあるといってよい。妻の辛党は父親譲りであり、料理好きは母親仕込みである。

妻にすっかり洗脳、いや、洗舌されたおかげで、私はもはや「おふくろの味」には懐かしさも未練も感じなくなった。というより、母の手料理でなにが旨かったか、もう一度食べたいものがあるかと問われても、ハテ？　と考え込んでしまう。私の母には得意料理というものがあったのだろうか？

私が小学生の頃、近所に父の若い従弟が住んでいたことがあり、その人はときどき私の家に来て食事をともにすることがあった。大学生になって再会したときに、おまえのところのおばさんがつくるおでんは絶品だったと言われ、その後も何度か同じ言葉を聞いた。

たしかに、おでんは家でよく食べたが、母が竹輪やはんぺんを原材料からつくっていたとは考えにくい。旨かったと言われても、それは要するに、だしの取り方がうまかったというだけの話ではないか。

いや、なにも母の料理の腕をくさすつもりはない。ただ、母はもとから料理というものに、さほど関心がなかったような気がする。おでんを引き合いに出すまでもなく、凝ったメニューをつくることはなかったし、味付けもきわめてシンプルだった。きっと、めんどうだったのではないか。これも結婚してからわかったことである。なにしろ身近に比較する対象ができたのだから。

2

「男っていうのは、黙ってると、ホントなーんにもしないね！」

私のクリニックに通う若い女性患者から、こんな言葉を聞いた。学生時代からつきあってい
る恋人と、最近になって同棲を始めたところだ。彼女は中学生の頃から通ってきているから、
はあ、大人になったもんだなあ……と、こちらは感慨もひとしおである。

彼女の口調は、腹立たしいが二割で、自分の発見に喜んでいるが八割といったふうであっ
た。

「そのとおり。だからキミが教育してやらなきゃ。最初が肝心だからね」と、主治医は親切に
アドバイスする。

「料理ができないんなら、せめて皿ぐらい洗わせないとさ。オレだってやってるんだから」
と、こちらは口には出さない独り言である。

自己弁護を兼ねて言うが、家事のうちでも料理のできない男が多いのは、私は教育のせいだ
と思っている。私の子ども時代、調理の授業は小学校の家庭科の時間に一時間か二時間ぐらい
だった。中学校では、男女に分かれて、男子は大工仕事みたいな単元ばかりになるので、家事
仕事は一時間もなかった。

いまの子どもたちは、そんなことはないだろう。学校のカリキュラムは、私たちの頃とは大
きく変わっているに違いない。しかし、若い世代でも、日常的に料理をする男は少ないよう

だ。

NHK放送文化研究所が二〇〇六年に行った調査によると、「ふだん料理をしているか」という質問に対し、「まったくしていない」と答えた男性は五十一%であった。これに対して「いつもしている」は七%、「たいていしている」は五%。さらに、女性の場合は同じ数字が順に、八%、六十五%、十二%だから、いかに男が台所に立たないかがよくわかる。

そして、この傾向については、年齢による差がほとんどない。十六歳から二十九歳までの若年層と、三十歳から五十九歳の中年層を比べると、ふだん料理を「まったくしていない」のは、前者で五十四%、後者で四十九%であった。

面白いのは女性の方で、若年層が二十七%に対し中年層が三%と、こちらは大きな年齢差がみられた。ちなみに、料理を「いつもしている」女性の割合は、若年層十八%、中年層七十四%である。

つまり、学校の家庭科の授業がどうであれ、男は昔から料理をしないし、女は最近になって料理をしなくなった。とすると、これは教育といっても家庭教育の問題ではないか。家事一般に関することは、本来、学校よりも家庭で教えるべきものなのだから。

とりあえず女の方はおいておくとして、時代を問わず、男は学校でも家庭でも料理を学ぶ機会が少ないといってよいだろう。自分で興味を持つか、職業に選ぶかしないかぎり、一般男子にその機会は乏しい。

個人的経験からしても、私は母から料理を手伝えだの皿を洗えだのと言われたことは一度もなかった。姉の方はよく言われていた。「あんた、洗ってね」。食事のあと、母がテレビを見ながらぞんざいに言うので、姉はいつもぶうぶう不満げだった。

家では男子はただ勉強をしていればよかった。女子はそれではダメ、母親の手伝いができなければいけない。私の育った家は、このように男女の教育に明らかな差があった。もちろん、私自身はその方針になんの不自由も感じなかった。

幸いなことに、私は二十歳になる前に家を出たので、食卓をめぐるぬるま湯状況からも抜け出すことができた。医学部時代の六年間と、さらに結婚するまでの二年間、自分の食うメシの心配は自分でしなくてはならなかった。この八年間は自炊と外食を繰り返しながら生活していた。

結婚してもすぐに、先に述べたような食生活が待っていたわけではない。新婚当時の妻は、朝は起きない、朝飯はもちろん夕飯も気が向かないとつくらない、夜は後輩の若い男を連れて飲み歩くという「火宅の女」であった。東京に移り住んだのは、おりしもバブルまっただなか、広告雑誌の校正の仕事を得た妻は忙しく、食事の支度をするどころではなかった。だから、その頃は私も自分で料理をすることがあった。

しかし、私はもとから料理が下手だったし、うまくなろうという気もなかった。料理というのはダンドリが勝負だ。これを火にかけている間に、あれをこうして……というのが、私は苦手なのである。ひとつできてから、もうひとつ……とやっていると、時間がかかってしょうがない。おまけにできたものもたいして旨くないとなれば、他人の腕に期待することになっても不思議はなかろう。

私たちが東京に来て数年後にバブルがはじけた。おかげで妻は仕事が激減し、家で過ごす時間が増えた。おのずと台所に立つ機会も増える。もとから素養があったのだから腕前も上がる。そこで、私はタイミングを見計らい「料理しません宣言」をして、買い物と皿洗いの後方支援に徹することにしたのだった。

3

私の親孝行プレイについては、いままで何度も紹介してきたが、これには妻の協力が欠かせない。

母の認知症は物忘れから始まったが、当初は頭痛など身体の不定愁訴と意欲の減退も目立った。母は家事全般を放棄し、台所からも遠ざかった。まめな性格の父がカバーにまわったが、七十歳を過ぎて初めて厨房に立つのだから、できる料理もたかが知れていた。

母が元気な頃、私たちはめったに実家を訪ねなかった。私は家に引き戻されることを恐れていたし、妻はヨメの役割を担わされることを嫌っていた。たまに実家に帰ったときでも、妻の料理を家族四人で食べた記憶はない。

母も基本的に料理がめんどうだったので、いや、それは私の想像なのだが、息子夫婦を手料理でもてなすというふうでもなかった。自分でつくるにしても、すき焼きなどの手間のかからないものだった。

すき焼きといえば、食卓に用意された牛肉の包みを見た妻が、値札が黒いマジックで塗りつぶされているのに気づいたことがあった。きっと母が気を遣ったのだろう。値段が安かったのではなく高かったのだ。母にとっては、妻はその頃もまだお客さまだったのかもしれない。家を訪れた客に、肉の値段を知られるわけにはいかなかったのである。

母が寝たきりになった頃から、私たち夫婦は毎週日曜日に実家に応援に出かけるようになった。妻はもちろん料理担当である。母親がまだ歩けた頃は、トイレや洗面の介助など、私のする仕事もあったが、寝たきりになってからはヘルパーまかせになって、できることも少なくなった。しかし、妻の仕事は変わらない。

日曜日の昼さがり、妻が夕食の献立を決めてから、私たちは車で家を出る。自宅から甲州街道を西に走って小一時間、実家に着く前に近くのスーパーに寄って食材を買う。父親に電話を入れて買い物の注文をとり、ついでに自分の家に必要なものも買う。十年間変わらないおきまりのコースだ。

実家に到着すると、妻はすぐに台所に入り夕食の支度を始める。私は、栄養剤のパックを湯煎してからボトルに入れ、母の経鼻チューブにつなぐ。これが母の夕食である。四百ミリの栄養剤を一時間かけてゆっくり流す。

ボトルの栄養剤がすべてなくなると、母をベッドから車椅子に移し、食卓まで連れていく。そこには妻のつくった料理が並んでいる。母の車椅子をお誕生日席に停め、その両側を父と私が囲み、妻は私の隣に座る。

すでに栄養剤の夕食をすませているのに、父は必ず母のために一品を用意する。それは、バナナだったりプリンだったりするのだが、口に入れられたところで、母は咀嚼ばかりか嚥下することもろくにできない。そればかりか、意識もあやしいので、自分がなにをされているかもよくわからない。

舌の上に載った食べ物は、やがてヨダレと一緒にでろでろと外に流れ出てしまう。父と私が交互にそれをティッシュでぬぐい取る。ときには食べ物が喉の方に落ちて、母がむせかえるときがある。父は笑いながら、よしよしと母の背中をさする。

嚥下もできない寝たきり老人に無理に食べさせようとするのは、誤嚥のもとであり、肺炎を引き起こしかねない。栄養剤でじゅうぶんカロリーは足りており、ツメほどの大きさのバナナを食べさせることに意味があるとは思えない。医者である父がそんなことをわからぬはずがないのだが、これは日曜日の夕食だけでなく、毎日朝晩続いているのである。

父の気持ちはわからなくもない。母が食べられようと食べられまいと、父は母に食べてもらいたいのだ。栄養が足りていればすむという話ではない。

おそらく、父は母に人間でいてほしいのだろう。食べるのをやめたら人間はおしまいだと思っているふしがある。

と、これも私の勝手な想像なのだが、こうやって父の行為を理解しようとしても、苦しそうに顔をしかめてむせかえっている母を見ると、やはり気の毒になる。

だから、父に向かって「もうやめとけ」「食わねえよ」などと、非難めいたことを言う羽目になるのだが、父は父でまるっきり聞く耳を持たない。

こうやって母親を間に挟んで、父親と対立の構図をつくるとなると、これもまた陳腐なエディプスの三角形といえまいか。食卓をめぐる母と父と私の三角形。私は、いまだに父に対して嫉妬しているのか、どうなのか。

あんなに無理に口に入れて肺炎にでもなったらどうするんだ。前に入院させた病院の医者も言ってたぞ、面会の翌日には熱を出す患者が多いって。家族が職員の目を盗んでなにか食わせようとしたせいで、誤嚥性の肺炎になっちまうんだ……。

帰りの車の中で、私がハンドルを握りながらぶつくさ言えば、助手席に座る妻が笑って応じる。

「いいじゃないの、好きにさせてあげなよ。ママの面倒をみているのはパパなんだし、あの人はパパの女なんだから」

妻の言葉には説得力がある。母親に向かう欲望を断念させられることを去勢と呼ぶなら、私は妻の料理と言葉によって、このように繰り返し去勢され続けているのである。

第十二章　ニュータウン、夏

1

二〇〇八年の夏、ひさしぶりに母を入院させることになった。父が、不整脈が出たとかで、自分も検査を受けると言い出したからだ。そこで、その間だけ、母を病院にあずける話になったのである。

入院に必要な情報提供書は私が書いた。といっても、父の手書きの記録をワープロに打ち直し、体裁を整えただけだ。

これを機会に母の病歴を振り返ってみたところ、私たち家族が母の認知症を疑い出したのは、一九九三年であることがわかった。その一年後には病院でアルツハイマー病といわれ、さらに一年後から介護福祉サービスを受けるようになった。現在のように、食事も口にしない寝たきりの生活になったのは、二〇〇三年の正月からだ。

この間、入院も何度かしている。最初の入院は一九九九年、そのときは自宅で転倒して左大腿骨の頚部を折り、人工骨頭を入れる手術を受けた。術後、転院を重ねながらリハビリを行い、都合三ヵ月入院した。

退院してきた母は自分で歩くことはなかった。大腿骨頭の骨頚は、老人にはポピュラーな怪我だが、手術が成功してもみんなが歩けるようになるわけではない。母のように認知症があったりすれば、患者のモチベーションが上がらないから、リハビリがうまくいかないのだろう。

三ヵ月の入院で、結果的に、認知機能はいっそう衰えた。母が家に戻ってから一年もしないうち、介護の疲れがたまったのか、今度は父が倒れ、検査のため入院することになった。母の方は老健施設に一時入居した。

幸いなことに、父はどこも悪いところがなく、二週間もしないうちに退院した。しかし、もう、ひとりで何もかもというわけにはいかない。そこで、一日三回介護ヘルパーに入ってもらうことにした。さらに、訪問看護と訪問入浴を週に二回頼んだ。

父が休養を取れるように、母は二、三ヵ月おきに老健施設と自宅を往復する生活になった。だが、一年もすると、自分から箸を持たなくなった。それでは施設で暮らせない。父が家に連れ帰ったが、間もなく、嚙んだり飲んだりすることすらしなくなった。

母は次第にやせ細り、低栄養状態と脱水の治療のため、短い入院を二度ほどした。そして、これを境に経管栄養が開始され、鼻から胃にチューブが入ったきりになった。八十歳を過ぎてもキレイにそろっていた歯は、すっかり使われなくなって、朽ち木のように口の内側に倒れていった。

それでも、父の献身的な介護の甲斐あってか、母は内科的にはどこも悪いところがない。本来なら病院の世話になる必要はないのだが、父が家を空けるとなると、生命線の経管栄養ができなくなる。そこで、このたび入院のはこびとなったわけである。母にとっては五年半ぶりの病院生活だ。

七月の終わり、私は情報提供書を懐に、母の主治医の紹介してくれた病院を訪れた。妻をともに連れての視察である。

夏の暑いさかりであった。多摩丘陵の始まるあたり、小高い丘の上に病院は建っていた。敷地の隣は遊園地だ。青空をバックに観覧車が回っており、ジェットコースターのレールは病院の建物に迫らんばかりにうねっている。

老人専門の療養型病院なので、およそらしくない建物である。どちらかというと、大きなマンションのようだ。遊園地の付いたリゾートマンションか。いやいや、れっきとした病院である。

入り口にはセキュリティがかかっていて、中には勝手に入れない。インターホンを取りあげ、名前を告げてドアを開けてもらう。入り口のわきに受付があるだけで、待合室もなければ会計もない。

ガランと大きなロビーには、しゃれた椅子とテーブルのセットが二つ三つ置いてある。そのほかに、熱帯魚の泳ぐ水槽がひとつ、壁に掘った六つのニッチに、ひとつずつ大きな木彫りの人形が飾られている。

白衣を着たワーカーが、お待たせしましたと出てきた。胸に研修中の札を下げた、若くてキレイなお姉さんだ。「院長にお会いいただく前に、院内をご案内いたします」と言うので、言われるままについて回った。

エレベーターで病棟に上がる。ナースステーションに出入りする看護師やケアワーカーの姿が見えて、多少なりとも病院らしく感じられたが、それにしても静かである。

ここには病院特有の喧噪がない。においもしない。なるべく病院らしくない造りに、というのが理事長のこだわりだそうである。

ワーカーのお姉さんが、空いている病室を見せてくれた。この病院では、二百床を超える病室の八割が個室だという。

「うわあ、こりゃ立派だ！」と驚くふりをしたが、お姉さんは静かに「これが一般的なタイプで、お母さまも、これと同じお部屋に入られることになると思います」と説明を続けた。

私の頭に入院案内にあった料金表の数字が浮かんだ。

「パークビューのお部屋だと、お値段もまた違うんでしょうね」

「ええ、そうですね」

お姉さんはニッコリ笑った。

こんな部屋に一ヵ月もいられたら、私の月給はそれだけで消えてしまう。だが、まあ、いいだろう。金を払うのはどうせ親父なんだし、世間は夏休みなんだから、母もリゾートにでも行ってきたと思えばいい。ちょっと無理のある理屈で自分を納得させ、料金表の件は忘れることにした。

それから私たちは、最上階のレストランを通り抜け、屋上デッキに出て四方の眺望を楽しんだあと、一階の面接室で院長に会った。母の入院は、とりあえず二〜三週間を目途に、という話になった。

2

この病院は庄野潤三が『夕べの雲』(講談社文芸文庫)に描いた土地にある。ここいらあたりには以前から馴染みがあった。私は、月に一度、多摩地区にある保健所まで相談業務に出かけていたので、このへんはかつての通勤路にあたるのだ。

多摩丘陵を切り開いて引かれた道は、よく整備されているうえアップダウンが多いので、車を走らせると面白い。保健所の往復は、ちょっとしたドライブ気分を味わえる。帰りは来たときと別の道を帰ろうとして、迷子になったこともたびたびある。それがまた愉しい。

広い通りや車から見える多摩ニュータウンの風景は、私が大学入学後十年間を過ごした筑波研究学園都市のそれに似ていた。片側二車線の大通り、通りにかかる陸橋、団地の群れ、ショッピングセンター、緑とコンクリートでできた公園……。初めて見る景色にも、幾度となくデジャヴュを味わった。

私が大学に入学したのは一九七〇年代の後半だが、研究学園都市の建設が着工されたのは、その約十年前、六〇年代の終わりの頃だ。多摩ニュータウンの開発が計画されたのが六〇年代半ば、第一次入居がスタートしたのが七一年というから、ふたつの街はほぼ同じ時代に誕生している。

面積もニュータウンが約二千九百ヘクタール、学園都市が約二千七百ヘクタールというから、街の規模もよく似ている。ただし、地形は違う。丘陵地帯を造成した前者は起伏に富み、関東平野の北に位置する後者は真っ平らである。

ちなみに、『夕べの雲』の著者は、一九六一年に多摩丘陵の丘のてっぺんに家を建てた。この小説は、いわば私小説であるから、ここに描かれた家族の暮らしは、まさにニュータウン造成前後の時代のそれである。著者は、山が削られ林が消えていく様子を、いたずらに感傷に陥ることなく、しかし名残惜しそうにつづっている。

ニュータウンの風景は、私に懐かしさを感じさせる一方、違和感も感じさせる。これは、大学時代を過ごした、あの街に対して抱いた感覚に共通するものかもしれない。

私の入学した年、大学はまだ開学四年めで、校舎は全体の六割しか完成していなかった。当時、大学の周囲には学生の入れるアパートの類は少なく、一年生、二年生の間は事実上全寮制だった。大学の敷地の北と南の端にある学生宿舎の建築は、共産圏の国の集合団地を連想させた。

学生たちの毎日の生活は、大学の中で事足りたが、見る顔といえば学生か教員、あとは書店や食堂のおばさんに限られていた。学年が上がって、大学の近くのアパートに出ても、事情はそれほど変わらなかった。地元住民とのつきあいは、アパートの大家に家賃を払いに行くぐらいのものであった。

研究施設と団地ばかりの町に、百貨店や映画館がやってきたのは、筑波で科学博覧会が開かれる前後のことである。常磐高速道路が東京までつながったのも科学万博のあった年だ。私は、その二年前に大学を卒業していた。

昔を振り返ると、あのとき私が自分の住む町に感じていた違和感は、一言で言えば、生活臭のなさであった。道路や町並み、公園に植わった木々までもが整然としすぎていて、どこか作り物っぽく、嘘くさい感じがした。

多摩ニュータウンにも、同じ「新しい町」のにおいなきにおいがする。さすがに、第一次入居から四十年が経ち、一部には過疎化も始まっているというぐらいだから、人々の暮らしはとうに根づいているのだろう。

しかし、町全体の「作り物」感はいまだ拭いきれない。それが逆に、高度経済成長時代のイケイケ感を思い起こさせるため、どこかもの悲しい気分になってしまう。

それだけでなく、この場所がかつては狸や狐が遊ぶ森だったかと思うと、寂しいような忌ましいような複雑な感情が湧いてくる。そういえば、スタジオジブリの『平成狸合戦ぽんぽこ』も、たしかこの地が舞台だったはずだ。私は、根っからの都会っ子で、エコロジストでもなんでもないが、失われる自然を惜しむ気持ちぐらいは持ち合わせているのである。

二〇〇八年の夏、世間は北京オリンピックに沸いた。四十四年前、私が小学校一年生の年には、東京でオリンピックが開かれた。その頃、わが家は国立競技場や東京体育館の近くにあったから、幼い私は変貌する都市の風景を目の当たりにして育った。

中学一年生のとき、親が東京の郊外に転居した。親が新居を構えたのである。地理的にいえば、多摩ニュータウンから多摩川を渡って北上したあたりだ。当時は、周囲に畑やら林やら、武蔵野の自然がまだいくらか残っていた。

休みの日には、そこいらを自転車で走り回ったり、夕涼みに家族で散歩に出たりしたものだ。その土地も年々分譲地へと姿を変え、いまではすっかり住宅地になっている。

多摩ニュータウンも拡大こそしないものの、いまだに造成が続いている。この国は、どうやらいまも「普請中」らしい。

3

八月の半ば、入院中の母を見舞った。見学の日と違ってあいにくの雨空だった。

お盆の時期だったせいか道は空いていた。幹線道路を折れると急な上り坂になる。片側に林の濃い緑を見て、カーブで大きくハンドルを切りながら車を走らせた。

病室の母は、実家にいるときとまったく変わらぬ姿勢で、ベッドに横たわっていた。病室の液晶テレビに、誰が見るわけでもないのに、女子マラソンの録画放送が流れている。日本の選手が泣き顔で戦線を離脱する様子が映っていた。

父に言いつけられたとおり、ベッドから起こして、車椅子に座らせる。母はきれいな色のパジャマを着せられていた。病院側が用意してくれたものだが、お仕着せのユニフォームではない。別の日に見舞いに行ったら、また違うデザインの服を着ていた。

車椅子に乗せたものの、外は雨だから、病院自慢の庭園には連れ出せない。しかたないので、レストランで時間を潰すことにする。私はコーヒー、妻は宇治金時のかき氷を頼んだ。

母は四十代から髪が薄くなり、外出するときはカツラをつけるほどだったが、それは戦後の食糧難の時期にかき氷を食べすぎたせいだという。もちろん、これは本人の弁であって、医学的根拠はない。氷を匙ですくう妻を見ながら、そんな母の言いぐさを思い出した。

周囲のテーブルにも、私たちと同じような家族が何組かいた。車椅子に座る老人と妻らしき婦人、おばあちゃんのお見舞いに来たであろう幼い子ども連れの家族。カウンターの席では、老人が息子ぐらいの年の男を相手に、なにやら声を荒らげている。

ここに入院している高齢者たちが、それぞれどのような人生を歩んできたのかは知るよしもない。しかし、こうして集まっている何組かの家族を見ていると、それぞれにそれぞれの歴史が感じられる。

これだけのところに入れるのだから、みなそれなりに豊かな生活を手に入れたといってよいだろう。私の両親も例外ではない。この恵まれた環境の中で、人生の終幕を迎えられれば、それはそれで幸せといえるのかもしれない。

だが、このあまりにできすぎた、完璧ともいえる施設は、やはりどこか嘘くさくはないか。このにおいのしない病院には、あの頃にできたあの町やこの町と同様の、においなきにおいがしないだろうか。バチ当たりにも、私はそんなことを考えてしまう。

三浦展は『「家族」と「幸福」の戦後史』（講談社現代新書）の中で、かつて人々が夢見た「郊外」の生活が、戦後の日本に何をもたらしたかを検証した。

高度経済成長期、膨大な数に膨らんだ核家族に、健全な住宅環境と快適で便利な町を提供するために「郊外」が生まれた。そして、それは、大衆消費社会の発達とともに、「経済的な豊かさや物質的な欲望を実現する単位としての家族」を生み出すことになった。「家族は人々の欲望を充足させるだけでなく、同時に欲望を喚起する装置になった」のである。

アメリカ的豊かさの象徴であったはずの「郊外」は、やがて、さまざまな問題をもたらすことになる。そこに移り住んだ人々には、自然や共同体があらかじめ失われていた。均質的で機能的すぎる居住空間の中で、かれらは次第に息苦しさを覚えるようになった。

たしかに暮らし向きは豊かになった。しかし、三浦展が言うように、「楽園はしばしば監獄の代名詞」である。この豊かさの中で、やがて死を迎えるであろう人々は、自分の終の棲家を「楽園」と感じるのか、それとも「監獄」と感じるのか。

レストランを出た私たちは、見学のときに教えてもらったコースを通り、屋上デッキに出た。まだ細かい雨が降っていたので、母の車椅子を軒下に停め、遊園地の方に向けた。

コースターがゴトゴトと音をたてながら、レールの頂点に上っていくのが見える。

「ホラホラ、お母さん、見てごらんなさい。これから落っこちるよ」

そう声をかけたが、母のふたつの眼球はアサッテの方角を向いたままだ。

急勾配を滑り落ちたコースターは、ほどなく私たちの目の前に現れたかと思うと、轟音と乗客の喚声を残し視界から消えていった。

第十三章　ぼくのおじさん

1

私には一人の甥がいる。名をヤス五郎という。

ヤス五郎という名前は、いつからか私が勝手につけたもので、本名はべつにある。こんなふうに大人が子どもを好き勝手な名前で呼ぶのは、わりとあるように思うが、どうだろう。

先日もテレビを見ていたら、ヒロシだかオサムだかいう息子のことを「エイキチ」と呼んでいる父親が紹介されていた。その男がバリバリの矢沢永吉ファンだったことはいうまでもない。

そういえば、私の父も息子を「サンタ」と呼んでいた時期があった。私が小学生だった頃のことだ。その由来はサンタクロースではなく、『三太郎の日記』の青田三太郎だと聞かされた記憶がある。だからといって、父がバリバリの阿部次郎ファンだったかというと、そんなことはない。ただの思いつきであろう。

「ヤス五郎」の方も、思いつきといわれればそのとおりで、強いて理由をいえば、名字に続けると語呂がよかったからだ。実の親なら、語呂で名前をつけるのは安易すぎるだろうが、こっちは叔父さんなので、べつにかまわないのである。

ヤス五郎は私の姉の息子だ。上にもうひとり娘がいる。私と姉は二人きょうだいなのだが、私のところには子どもがいないから、ヤス五郎と彼の姉の二人だけが、私のＤＮＡを継ぐ次世代のファミリーということになる。

私と姉の家族の間には、ふだんさほど交流はない。互いに所帯を構えてから、私が姉の家を訪ねたのは三度ぐらいで、姉が私の家に来たことはたぶん一度もない。かといってとくに仲が悪いわけでも、遠くに住んでいるわけでもない。ただ用事がないというだけのことだ。

そんな私たちがちょくちょく顔を合わせるようになったのは、母がアルツハイマー病の床に就くようになってから、ヤス五郎が、ちょうど小学校にあがった頃だった。老々介護をする父の応援を目的に、毎週土曜日は姉が子どもたちを連れて、日曜日には私が妻とともに、実家に出かけるのが習慣になった。

それ以前の思い出は、ほとんどないのだが、そういえば、劇場に連れていって芝居の最中に泣かれたことがあって、これはさすがに覚えている。世田谷パブリックシアターのオープン記念企画、作品は松本修の演出による『ぼくのイソップものがたり』だった。ヤス五郎は着ぐるみの熊が出てきたところで恐がって泣き出した。当時は三歳だったから、まあ泣くのもありだろうが、私は、臆病だった子どもの頃の自分を見るようで、懐かしいような恥ずかしいような気持ちになった。

話は戻るが、土曜日に実家を訪れた姉の一家は、そのまま泊まって帰ることもあった。とくに夏休みなど、子どもたちの学校が長い休みのときには、そういう日が多かった。

日曜日の午後、私が実家に到着すると、まずヤス五郎の出迎えがある。ドアを開けると、小学一年生がバタバタと玄関まで駆けてきて、「ひろちゃん、来たよー！」と大声で叫びながらリビングへと戻っていく。

家にあがると、私の両親と姉の家族がいる。義兄は、いることもあれば、あとから車で家族を迎えに来るだけのこともあった。いずれにしても、日曜日の午後のひとときは大家族の時間となった。

私はよく洋菓子屋でケーキを買っていった。当時は、母もたまにではあったが自分で食べ物を口に運ぶことがあったし、それよりなにより、おみやげのお菓子を喜ぶ子どもたちがいた。

姉が紅茶を入れ、私たちはテーブルを囲んでケーキを食べた。ヤス五郎はなかなか椅子に座ろうとせず、部屋の中を跳ね回ってはしゃいだ。

「うるさいわね」

めったに口をきくことのない母が、いきなり発した言葉に、私たちは大笑いをした。母の顔も笑っているように見えた。

おい、ヤス！　おばあちゃんがうるさいってよ。そう言われて、しぶしぶテーブルに着くヤス五郎くん。その姿が、また大人たちの笑いを誘った。

このような一家団欒のひとときは、だいたい二年間ぐらいは続いたかと思う。母の病状が進むにつれ、日曜日のテーブルにケーキが並ぶことはなくなった。母が何も口にしなくなり、経管栄養を頼りに命をつなぐ生活になったからだ。

しかし、それでも、ヤス五郎と私の蜜月は、もう少しのあいだ続いたのである。

2

週末に実家に赴くようになってから、姉と私のあいだにも連絡を取り合う機会が増えた。姉の家は、なかなかインターネットを入れなかったので、連絡にはもっぱらファクシミリを使っていた。

何度となく送信と返信を繰り返すうちに、いつの頃からか、私からの便りはヤス五郎に宛てて書かれるようになった。「ヤス五郎くんとご家族へ」「関東ヤス五郎一家へ」などと宛名を入れたあとに、用件に加えて鬼太郎の妖怪キャラの絵などを書き添えて送った。

これに喜んだのか、ヤス五郎も返信文に小学生のへたくそな絵をつけてよこすようになった。反応があると嬉しいもので、こちらもますます調子にのり、「教育漫画イカくんタコくん」だの「ヤスとヤス五郎の神隠し（予告編）」だの「ハリーポッター・安鞄《ヤスカバン》の囚人」だの

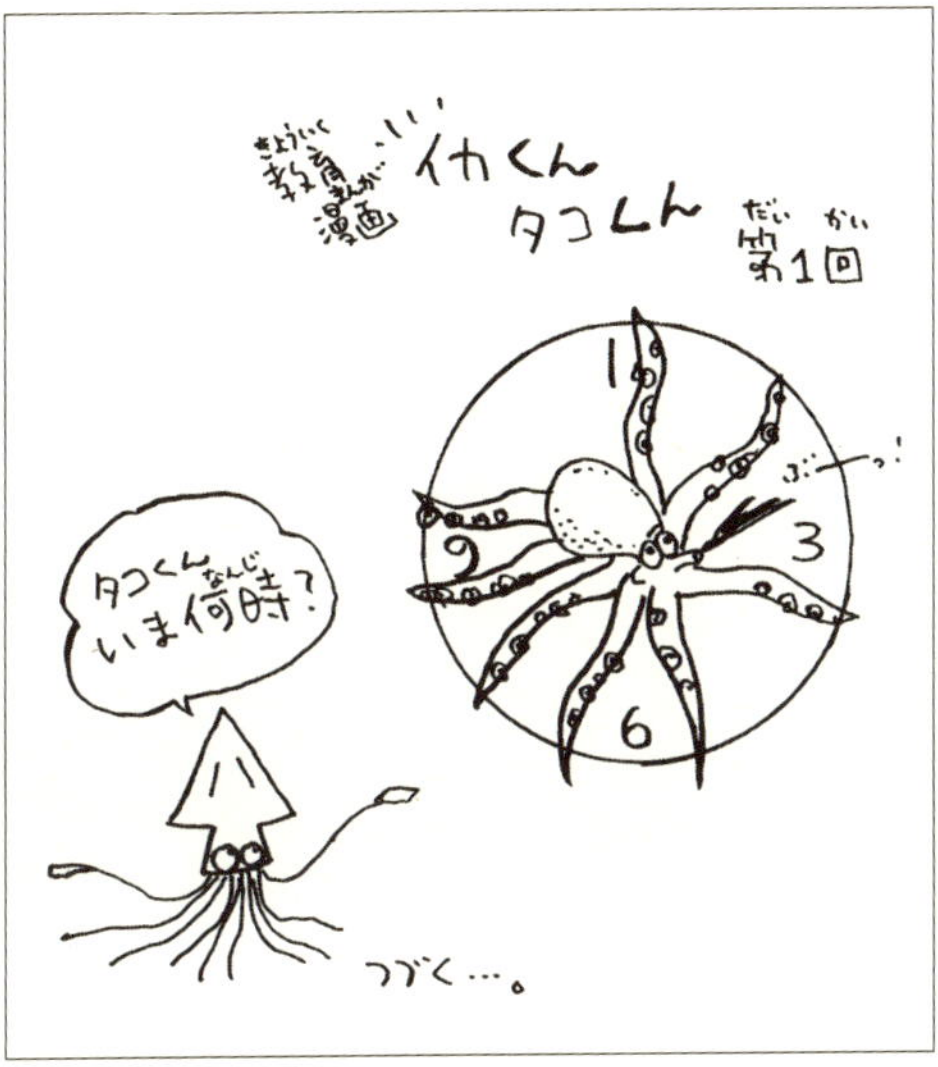

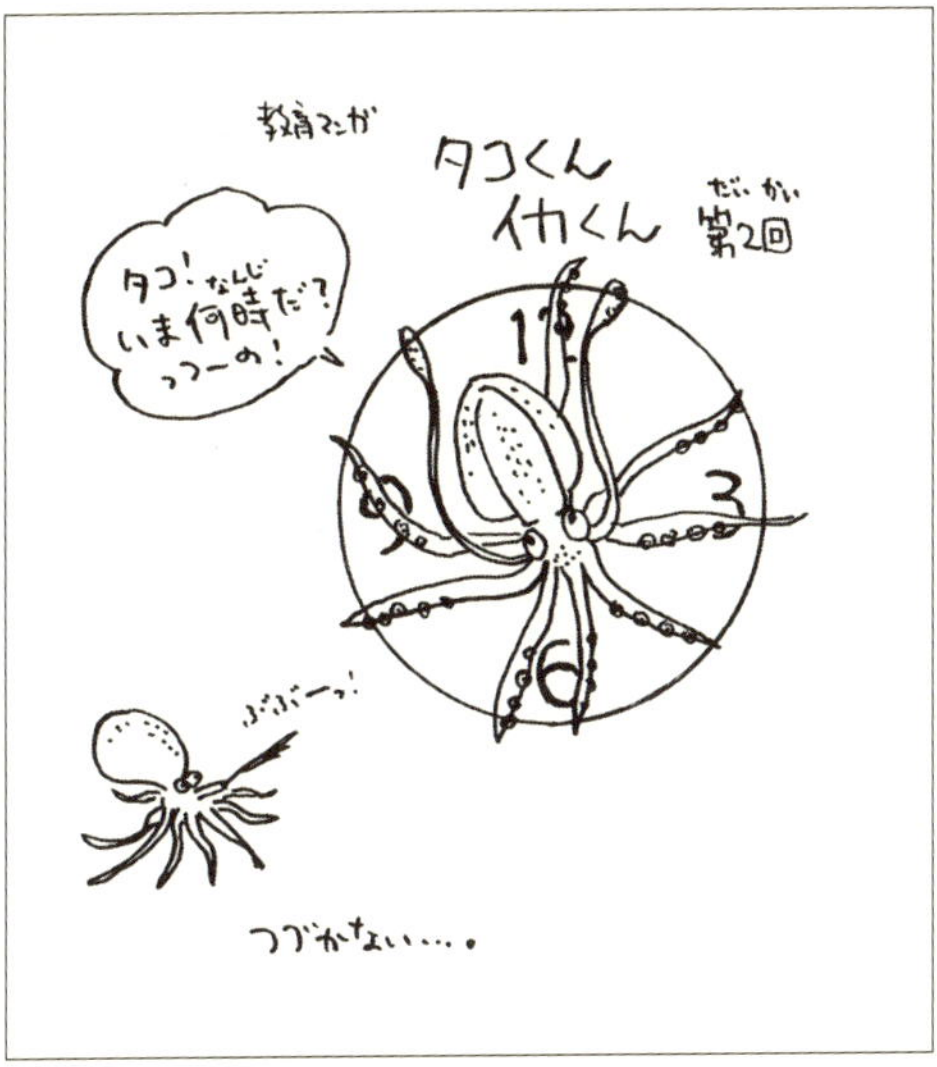

と、思いつくままに作品（？）を濫造した。

この頃の傑作に「ママどう鈴之助」がある。おばあちゃんのキャラクターが、剣道の胴を身に着けてテーブルに座っている絵に詞をつけた。モデルはもちろん私の母である。

箸を持ったら日本一だ
食べるの遅いぞ　老年Ａ子
（中略）
がんばれ！　遅いぞ！　ぼくらの仲間
ママどう鈴之助

胴の色は、いうまでもなく深紅でなければならないが、ファクシミリだから黒くなってしまうのが残念である。しかたがないので、矢印を引いて「赤」と書き添える。

おばあちゃんに胴を着けさせたのは、私の母が食事のときにいつもビニールのエプロンをさせられていたことからの連想である。もうひとつの理由は、姉が母のベッドサイドで「ママどう？」とよく声をかけていたからだ。要するに駄洒落である。

右の歌には二番もある。こちらはトイレに座る「ママどう鈴之助」だ。

便をさせたら　日本一だ
ウンコが出ないぞ　老年A子
（中略）
がんばれ！　出すんだ!!　ぼくらの仲間
ママどう鈴之助

ヤス五郎は、子どもながらに不謹慎だと感じたのか、この「ママどう」シリーズには、あまりのってこなかった。だから、三番はない。しかし、この「ママどう鈴之助」の歌は、私自身のテーマソングでもあった。

当時、私の母は、食べ物を口に入れれば食べることもあったし、オムツをあてているもののトイレで排泄することもあった。食事の世話をし、トイレに連れていって座らせ、オムツを替えてからベッドに寝かすのが、毎週日曜日の私の「親孝行プレイ」のフルコースだった。

最近では、そういう機会も減って、寝たきりの母をぼんやり眺めているだけだから、創作意欲もすっかり湧かなくなってしまった。あの頃はオレもサエてたな……と思うこともあるが、ヒマだっただけかもしれない。

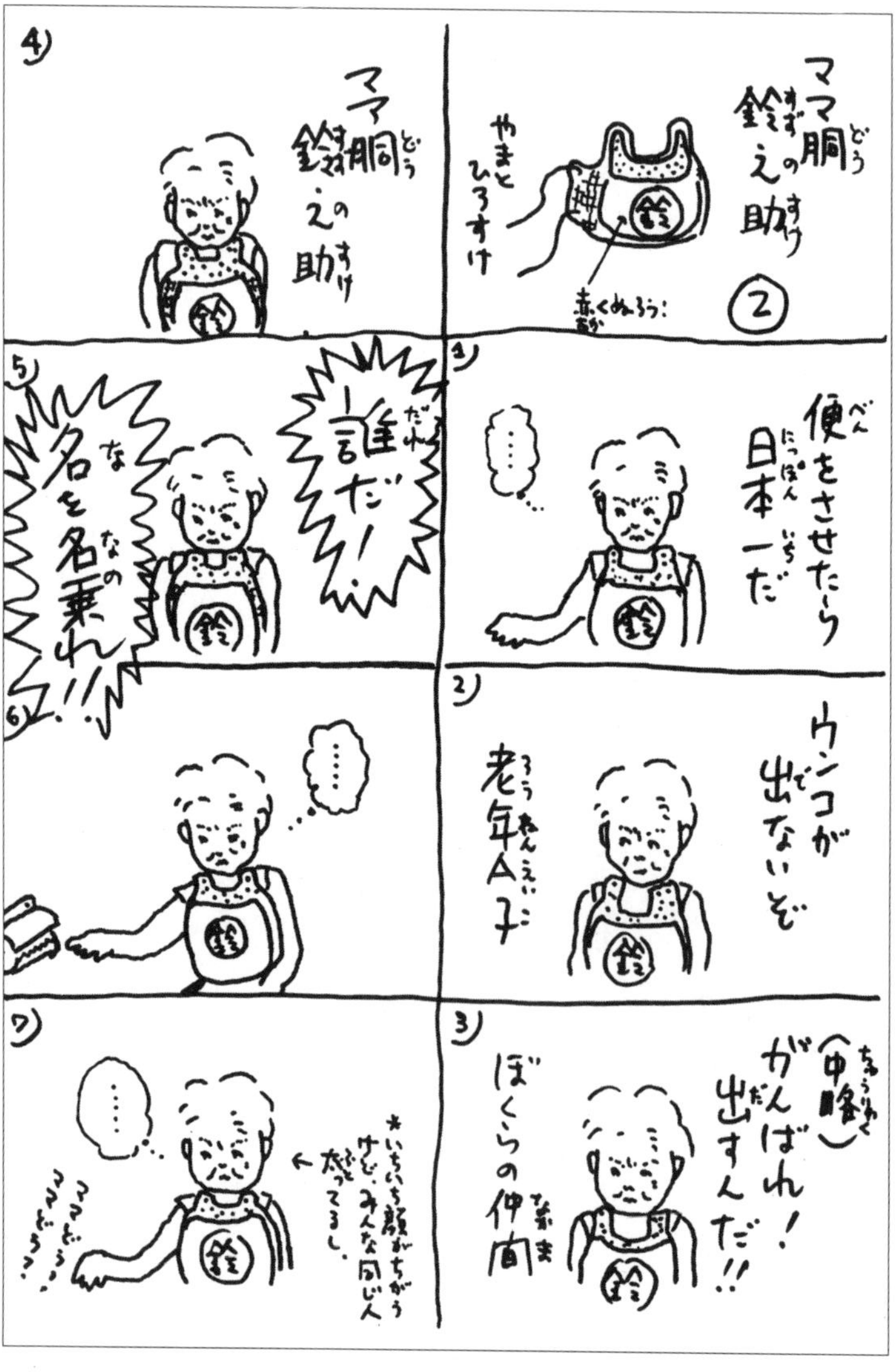
ママ胴《どう》
鈴《すず》えの助《すけ》
やまとひろすけ
赤《あか》くぬろう:
②
1)
便《べん》をさせたら
日本《にっぽん》一《いち》だ
……
2)
ウンコが
出《で》ないぞ
老年《ろうねん》A子《えいこ》
3)
（中略《ちゅうりゃく》）
がんばれ!
出《だ》すんだ!!
ぼくらの仲間《なかま》
4)
ママ胴《どう》
鈴《すず》えの助《すけ》
5)
誰《だれ》だ!
名《な》を名乗《なの》れ!!
6)
……
7)
……
*いちいち顔がちがうけど、みんな同じ人
太《ふと》ってるし.
ママどう…
ママどう…

「お医者なんだってね！」

ある日、いつものように実家に出向くと、ヤス五郎が走り寄ってきて、こう言ったことがある。なにか大発見でもしたような顔つきであった。

ヤス五郎が小学校二年生か三年生のときのできごとだが、それまで彼は叔父の職業を知らなかったことになる。自分のやっていたことを考えると、まあ無理もないか。

その頃も、私とヤス五郎はグリコのおまけで盛り上がっていた。ちょうどグリコが「タイムスリップグリコ」なる食玩を発売していた頃で、おまけには海洋堂製作の鉄人28号やウルトラマンの精緻なフィギュアがついてきた。

スーパーやコンビニで新しいフィギュアをゲットしては、お互いに絵を描いて、これまたファクシミリで情報交換。送られてきた絵を見ると、ヤス五郎の画力が伸びてきているのがわかった。

そのうち既成のモデルでは物足りなくなったのか、ヤス五郎はオリジナルのロボットや怪獣の絵を描いて送ってくるようになった。私は、それらに「アクマン505号・よしお君」だの「ノース19号・のまぐち君」だのと命名し、さらに「このやろうめ仮面」というヒーローを描きこみ、画面上で対決させた。

この時点でヤス五郎は六年生になっていた。日曜日のテーブルのケーキが消えてから、私と妻が実家を訪れる時間は次第に遅くなり、ヤス五郎一家とはすれ違いが多くなった。そうでなくても、子どもも大きくなれば自分の都合で動くようになるから、毎週のように親につきあってもいられない。

そんなわけで、「このやろうめ仮面」シリーズを最後に、長きにわたった私と甥の絵画セッションは終結を迎えた。ヤス五郎の小学校の卒業式が近づいていた。

3

私の医学生時代、『モノンクル』という雑誌があった。伊丹十三の責任編集によるもので、全部で六号まで刊行された。「モノンクル」とはフランス語で「ぼくのおじさん」という意味である。

少年である僕がいるとしますね。少年は当然親の押しつけてくる価値観や物の考え方に閉じこめられている。これはもう生まれた時からずっと閉じこめられているわけですから、当人にとってはいわば自明のことであって、従ってあんまり当たり前すぎて閉じこめられているということにも気づかずにいるわけですが、でもなんだか毎日がうっとうしい。

そんなところに、ある日ふらっとやってきて、親の価値観に風穴をあけてくれる存在、それがおじさんなんですね。「男なら泣くな」なんて親ならいうところを「人間誰だって悲しい時には泣くんだ。悲しけりゃ泣いてもいいんだよ」みたいな、親のディスクールと違ったディスクールでくる人、それがおじさんなのね。（「文藝春秋」一九八一年七月号）

これが伊丹編集長による新雑誌の命名の由来である。浪人時代に『ヨーロッパ退屈日記』に出会ってからというもの、伊丹十三のエッセイの虜となっていた私は、ここに「おじさん」の理想をみてしまった。

そのときから自分がその立場に立つまでに、十年以上の歳月がかかったわけだが、じつは臨床においてもこのイメージはつねに私の頭にあった。

子どもにとっての価値の紊乱者、といったら大袈裟だが、横合いから無責任に茶々を入れてくるオトナ。ちょっと不思議で面白い……。そんな存在はなかなかに魅力的だ。もちろん、こういうものは狙ってやってもうまくいくはずはない。だが、心がけ自体は悪くなかろう。

さて、中学校にあがったヤス五郎には、ちょっと心配なところがあった。父から聞くところによると、しばしば身体の不調を訴え学校を休む日があるというのだ。

父はかねてから孫の心配を口にしていた。あいつは年齢に比べて幼稚すぎるんじゃないか。

もう少し勉強させた方がいいんじゃないか。男の子はもっとスポーツなんかに関心があるもんじゃないか……。

姉から直接そういう話を聞いたことはなかったが、父は母親が心配しているという言い方をする。実際のところ、姉がどう言っていたかは知らない。私の耳にその類のニュースが届くようになったのは、ヤス五郎が中学一年生の終わり頃のことだった。

ヤス五郎は、たびたび頭痛の発作を起こし、学校を休んでいた。いうまでもなく、頭痛はめずらしくない症状だし、原因はさまざまである。閃輝暗点と嘔吐をともなうヤス五郎の頭痛は、片頭痛がもっとも疑われた。しかし、いったん始まると一日中治まらず、翌日も学校を休むことになるというので、ほかの疾患との鑑別を考慮しなくてはならない。

姉の相談を受けて、私は昔の同僚に頼んで小児神経の専門医を紹介してもらった。私の休診日にあわせて予約を入れさせ、診察に付き添うことにした。「お医者」である叔父さんのありがたみを教えておくいい機会である。

受診当日、病院には私が先に着いた。受付時間を三十分も過ぎてから、ヤス五郎の親子が泡を食って現れた。しばらく見ないうちに、子どもの背丈は母親を追い越していた。

遅刻の原因は、家の最寄りの駅で二人がはぐれてしまったためだという。ヤス五郎はめったに電車に乗らないので、遠出になれていないらしい。もう中学生なのに！　幼稚園の頃から電車通園していた私には、信じ難いことだ。

診察の結果、ヤス五郎の病気は、どうやら片頭痛らしいということだったが、確定診断は得られなかった。この薬が効いたらまず片頭痛と思ってよろしいと言われ、スマトリプタンが処方された。しかし、病院を受診して以来、発作らしい発作は起こらなくなった。

中学二年生になると、ヤス五郎は塾に行くと言い出した。少しは自覚が出てきたかと、おじいちゃんは喜んだ。それまで、ろくに勉強していなかったせいか、塾に通い出してすぐに成績は上がった。

ひさしぶりに実家で会ったヤス五郎は、私よりも背が高くなっていた。挨拶を交わしながら、なんとなく気恥ずかしさを覚えた自分がおかしかった。彼は母親のおつかいで来ていた。電車にもやっと一人で乗れるようになったらしい。

あとから父親に聞いた話では、中学に進学してからというもの、ヤス五郎はクラスメイトについていけるかどうか、ずっと不安だったそうである。それが塾に行くようになって自信がつき、不安が消えたという。頭痛が治まったのもそのせいだろう、と本人は分析しているとのことであった。

がっかりするほどわかりやすい話だが、私はそんな甥の胸の内も知らなければ、不安を克服すべく努力した過程も知らなかったのだから、ここは素直に喜ぶべきだろう。そうは思いつつ、だがしかし、「ママどう鈴之助」の作者は一筋縄ではいかないのである。

ヤス五郎の頭痛が不登校の前ぶれたる不定愁訴であり、実際に学校を休むようになったらどうしよう。こんな商売をしているのだから、身内にそんな子どもの一人もいないと、世間にしめしがつかないかもな。

「学校に行ってないんだって? ヤス」

私はヘラヘラ笑いながら、ヤス五郎にすり寄る。

「せっかくヒマになったんだから、どうだ、芝居見物にでも行かねえか。歌舞伎座、下北沢のスズナリ、唐組の紅テント、どこにでも連れてってやるぞ、どうだ?」

そんなモノンクルの姿を夢想してみたが、ついぞ、お呼びのかかる気配がない。残念である。

第十四章　せめては新しき背広をきて

1

クリニックを開業して一年めの夏、思い切って一週間の休みをとり、フランスへ遊びに行ってきた。海外に出るのは五年ぶり、ヨーロッパは十年ぶり、フランスは二十年ぶりのことであった。

妻を連れてのただの観光旅行であるが、個人的にはふたつの目的があった。ひとつは、アヴィニョンの演劇祭を見に行くこと。もうひとつは、パリに住む従妹を訪ねることである。

その年の三月、私はそれまで所属していた劇団を退団した。学校や職場と違って、純粋に自分の意思で選んだ場所であっただけに、そこを離れるにあたっては、それなりの決意を要した。なにしろ十三年間も在籍していたのである。学校はもちろん、勤務先にしたって、それほど長く身を置いたところはほかになかった。

その劇団が初めて国際演劇祭に参加するという。そして、その演目は初演時に私がプロデュースした作品なのだ。これを見逃すわけにはいくまい。これでやっと劇団生活にピリオドを打てそうな気がする。私は、まるで卒業式にでも参列するような気分で成田を発った。

アヴィニョンでは、毎年七月に演劇祭が開催される。その規模は世界最大といわれ、約一ヵ月のあいだ、百を超える常設、仮設の劇場で、演劇やダンスの公演が行われる。城壁に囲まれた中世の都市は、この時期、国の内外から集まった演劇人と観客で賑わう。

プロバンスの熱い日射しのもと、青空にノートルダム・デ・ドン大聖堂の屋根に立つ金ピカの聖母像が映える。時計台広場では回転木馬が回り、街角には大道芸人が立ち、人々は劇場に列をなす。石の壁に所狭しと貼られた色とりどりのポスター、公演のPRのために演じられる街頭パフォーマンスを目にして、私の心は躍った。

そもそも、私の芝居好きには母の影響がある。私が小学校にあがる前から、母は父を連れて新劇の公演に通っていた。両親が芝居に出かける夜は、祖母と姉と三人で留守番をした。祖母がパパとママは「クモ」に出かけたのだと教えてくれたが、それが空に浮かぶ雲のことでも庭に巣をはる蜘蛛のことでもなく、劇団の名前だと知ったのは、かなり後になってからのことである。

母は、子どもが中学生になったら劇場に連れていこうと決めていたようで、私も姉に遅れること三年、中学一年生のときに観客デビューを果たした。劇場は日生劇場、演目は忘れもしない、小池朝雄主演の『コリオレイナス』だった。

しかし、私はなにごとにもオクテであったので、芝居といえば、中学高校を通して新劇の公演にしか行ったことがなかった。ときは一九七〇年代初頭、アングラ・小劇場演劇が台頭著しい時代であったにもかかわらず、そのようなジャンルの芝居があることすら知らなかった。演劇といえばシェイクスピアかモリエールであり、紅いテントも黒いテントも当時の私には無縁であった。

大学にあがってからは、さすがにそんなこともなく、新劇よりも小劇場系の芝居に足を運ぶようになった。だが、一九七〇年代終わりから八〇年代のはじめにかけて、現代演劇の地図はつかこうへいの手によって塗り替えられ、劇場はすでに「悪場所」のニオイを失っていた。

私がのちに所属する劇団に出会ったのもこの頃のことだ。出会いから十数年のち私は劇団員となり、それからまた十数年して観客に戻ったというわけである。

お目当ての公演は、法王庁宮殿の裏手にある小さな芝居小屋で行われた。正午開演。中に入れば、つくりは下北沢あたりの小劇場と大差ない。客席に腰かけていると、自分がどこにいるのかわからなくなりそうだが、ここはまぎれもなくアヴィニョンなのだ。

「思えば遠く来たもんだ」

開幕前の空の舞台に目をやりながら、私はぼんやり思った。

2

三日間のアヴィニョン滞在を終えて、私たちはパリに移動した。旅の二番めの目的を果たすためである。

リュクサンブール公園の北側にある小さなホテルに到着すると、一服する間もなく、従妹のマリが現れた。

「どう？　悪くないでしょ」

じつは、今回の旅の宿は、みな彼女に手配を頼んであった。私が礼を言うと、マリは「じゃ、フランス風に！」と、いきなり私の左右の頬に自分の頬を押しつけてきた。ほぼ二年半ぶりの再会であった。

マリは私の一歳年下の従妹である。二十代、最初の結婚に半年で見切りをつけると、何年かして単身フランスに渡った。四十歳になった年にフランス人の男と再婚し、いまはパリ市外のアパルトマンで暮らしている。

夕飯はマリの家でごちそうになることに決めていたが、まだ時間が早い。少し歩こうかということになって、私たちは三人で街に出た。曇り空だったが、天気はなんとかもちそうだった。

サン・シュルピス教会のわきから通りを北に上がり、セーヌ川にかかる芸術橋を渡ってルーブルを横切る。コメディー・フランセーズのギフトショップをひやかしてから、パレ・ロワイヤルの回廊を抜けて、証券取引所のあたりでメトロに乗った。

マリの住むアパルトマンは、パリ市内から少し北西にはみ出た住宅街にあった。部屋の間取りは2LDKといったところだが、しゃくなことに、私が住む東京のアパートよりずっと広かった。

洗面所を借りた際に、目の前に長い髪のからみついたヘアブラシを見つけた。これと同じ光景を子どもの頃にも見た覚えがある。マリの家族が住んでいた団地の洗面所だ。あのときブラシにからみついていたのは、マリの母親、トモコ叔母さんの髪の毛だった。

マリは母の二番めの妹の長女にあたる。母親姉妹の行き来が多かったため、子どもたちも仲がよかった。夏休みは毎年お互いの家に泊まりに出かけた。マリはおっとりした優しいお姉さんであり、妹は卵アレルギーの泣き虫、弟は近所でも評判の腕白小僧だった。

団地はメゾネットのつくりになっていたが、一階にダイニングキッチンと風呂とトイレ、二階に座敷が二間あるだけだった。一戸あたりにひとつずつ小さな庭がついていた。都心の一戸建てに住んでいた私は、団地という場所がめずらしく、マリの家に行くのを毎年楽しみにしていた。

ヘアブラシが呼び覚ました懐かしい記憶について告げると、マリは「あら、それじゃ、あたしもちょっとは出世したってこと？」と言って笑った。

出世かどうかは知らないが、彼女もやはり遠くまで来たということだろう。だが、私のように感傷に浸る必要がないのは、マリにとってはここが生活の場であり、この時間が日常だからである。

夕食の支度が終わらないうちに、マリの連れ合いが帰ってきた。私は初対面であった。彼の名はジャック、ＩＴ関係の企業に勤める技術者だ。南仏生まれの気さくな男で、顔は元サッカー日本代表監督のジーコに似ている。

料理ができるのを待つ間、ジャックにアヴィニョンの写真を見せたりしながらビールを飲んだ。これは以前から知っていた話だが、ジャックもいわゆるバツイチで、二人の子どもがある。週末になると、子どもたちがパパの家に泊まりに来るそうだ。幸いなことに、マリもその子たちと仲がよく、バカンスは四人で一緒に過ごすと聞いた。

マリは若い頃から料理がうまい。その日のメインメニューは野菜と山羊の肉を蒸したタジン料理。日本を出てから脂っぽく単調な味の連続だっただけにありがたかった。

ワインのボトルが次々に空いて、私たちは気持ちよく酔った。目の前の夫婦はお互いを、「くーちゃん」「マリサーン」と呼び合っていた。時刻は午後九時を過ぎて、開け放った窓の外がやっと暗くなってきた。テーブルに置いた二本のキャンドルが明るさを増してくる。その灯りに映えて、扁平な東洋女の横顔が美しく輝いて見えた。

3

演劇に同じく、私の外国好きも親ゆずり、正確に言えば母親ゆずりである。

母には外国暮らしの長い同胞がいた。すぐ下の妹は、藤沢の修道院で神に仕える身となった後、ドイツに渡りケルンの修道院で働いた。いちばん下の弟は、商社マンとしてブラジルに長く赴任していた。

この叔母や叔父が日本を出入りするたびに、母は私を連れて羽田へ出かけていった。初めて叔母を見送ったとき、ヨーロッパ便の飛行機にもまだプロペラがついていた。幼い私は、家に帰るとスケッチブックを広げて、飛行機の絵をいくつも描いた。

母自身が初めて海外に出たのは、私が中学三年生の夏休みのことだった。渡航目的は、もちろんただの観光旅行であるが、参加したツアーは大学で英語学の教鞭をとる大叔父の研究室が主催したものだった。母は、日本滞在組の妹を連れてこれに参加し、ヨーロッパ各国を廻った。帰国の日、羽田空港に降り立った母は、たいそうなはしゃぎようだった。

「あんた、痩せたんじゃないの!?」

そう叫ぶと、二週間ぶりに会う息子の顔を両手ではさんだ。そんな母の姿を見るのは初めてのことだったから、思春期の真ん中にいた私は、ちょっとばかり戸惑った。

そのあとも母は何度か海外に出かけている。一度のハワイ旅行を除き、行き先はすべてヨーロッパであった。面白いことに夫婦で出かけたのは、やはりハワイだけで、ほかはみな自分の叔父叔母、姉妹などと連れだってのファミリー旅行だった。

両親は仲が悪いわけではないし、国内は二人で何度も旅行しているのだから、これは不思議といえば不思議だ。単に、父が長い休みをとれなかっただけのことかもしれない。母とは反対に、父の方は海外旅行にほとんど関心を示さなかったから、自然のなりゆきということか。それとも、母が父を連れていくのをめんどうに思ったのだろうか。真相はわからない。

しかし、母がひととき日常から逃げ出すことを望んでいたのなら、夫を連れていかなかったのは正解である。また、自分の家族を離れ、原家族のメンバーと旅をするというアイデアも、日常に疲れた自分を癒す意味では良かったかもしれない。母は結婚してほどなく両親を亡くし、実家という場所を持たなかったから。

いや、そもそも、母が自分の生活にどれほど不満を感じていたかなどということは、いまとなっては知るよしもない。だから、真相はやはり不明である。

ところで、右にあげたハワイ旅行というのは、私が仕事で乗った船がホノルルに寄港する日をねらって計画されたものだった。一九八九年三月のことである。

このとき私は内閣府（当時は総務庁）の国際交流事業「世界青年の船」に参加し、国内外の青年たちと一緒に太平洋を航海していた。両親は帰路の最終寄港地に現れた。

「やまと先生、スグニ、でっきニ来テクダサイ。ナゼナラバ、オ母サンガ来テイルカラデス」

オーストラリア青年マイケルの船内放送を耳にし、顔面から火が出る思いでキャビンを飛び出した。埠頭の人波の中で、母が手を振っているのが見えた。

その日、私は参事官から一日だけ特別休暇をもらい、両親とタクシーに乗ってホノルル観光をした。たしか、ポリネシア・カルチャー・センターあたりに行ったと思うが、あまりよく覚えていない。夜はワイキキのホテルでステーキを食べた。

長い船旅も終わりにさしかかり、すっかり参加青年化していた私は、はるばる日本から会いにきた両親にもサービスする気持ちになれなかった。早いところ船に戻って、若いやつらと一緒に飲みたかった。

母にとっても、南の島はさほど魅力がなかったようで、どことなく退屈そうな様子だった。

いまにしてみれば、この一日が、母と私の最初で最後の海外旅行であった。

4

ふらんすへ行きたしと思へども、と詩人が詠んだ時代に比べれば、彼の地はもう遠くにはない。けれども、私にとって、そこはいつまでも夢の土地だ。それが太平洋上の船の甲板であっても同じことだ。そうでなくては都合が悪いのだ。

フランスから帰って、翌週の日曜日、いつものように実家の母の見舞いに出かけた。おかあさん、マリに会ってきましたよ。ベッドサイドで報告したが反応はない。

もとより返事など期待していないが、アルツハイマー病が進行したせいか、母はだいぶ脳の調子が悪そうだ。身体のコントロールも利かなくなっている。顎関節が勝手に開いてしまうのに、口が開かないから、上下に伸びきったヘンな顔をしている。

そういえば、母を初めてヨーロッパに連れていってくれた大叔父も、晩年はパーキンソン病のために長く床に就いていて、最期の頃はこんなふうに長い顔をしていた。

十年ちかい歳月をかけて、母は静かにゆっくりとボケた。夜中に大きな声を出すことも徘徊することもなかった。おやすみと言ってベッドに寝かすと、そのまま目を閉じて身動きせずに眠った。ついには、言葉を話すことも、ものを食べることもやめてしまった。

いまの母は、めんどうくさいことはもうなにもかもやめちゃった人、のように見える。これまでの人生で無理な我慢を重ねてきたり、思い残すことが多かったりしたら、ボケの勢いを借りて妄言のひとつも言いそうなものだが、母にはそういうところがいっさいなかった。それはそれで立派であるが、というより家族にとってはたいへん助かるが、私はまた別のことも考える。

認知症の始まるずっと前から、母が人生に退屈していたということはないだろうか。与えられた現実の生活に飽き飽きしていたということは？　そして、同時に、そこから逃げ出せない自分のこともよく知っていたのでは？　だからこそ、劇場や外国を好んだということは？

マリの母親、叔母のトモコは、ごく普通の主婦であるが、ある意味で私の母とは対照的な生き方をしてきた人だ。真っ赤なブーツを履いて街を闊歩し、フランス語や帽子づくりの教室に通った。子どもたちはみな幼稚園から私学に通わせ、音楽や絵画を学ばせた。借家住まいなのに別荘を建て、四十歳を過ぎてから運転免許を取った。

そういう叔母の振る舞いは、堅実をよしとする母の癇に障るらしく、ときには苛立ちを隠せない様子を見せることもあった。「まったくなに考えてんだか！」ということなのだろうが、叔母の言い分を聞けば、「自分がやりたいことは生きてるうちにみんなやる！」と、これもまたしごくもっともな話なのであった。

叔母の生き方の集大成が娘のマリである、などと言ったら本人は怒るであろうが、少なくとも叔母の方は、現在の娘を誇らしく思っているに違いない。叔母も従妹もそれぞれの「憧れ」を持って生き、その向こう側に身を乗り入れることができる人種なのだ。かれらの生き方は、他人の目には自由気ままに映るかもしれないが、その勇気と努力に気づく者は少ない。

一方、こちら側の世界を生きるために、「憧れ力」を必要とする人間もいる。その力の向かう先に活路を見出すのではなく、みずからの現実を牽引させるためにその力を利用する人々である。

私はその種の人間であり、おそらく、母もそうであったはずだ。母は自分の妹が羨ましかったのだと思う。私がマリを羨むように。でなければ、叔母のことをあれほど気にする必要はなかったのだから。しかし、それに気づいたところで、いまさら生き方を変えるつもりもなかっただろう。

私が劇団時代にやっていたことは、自分の生活を考えれば道楽がすぎたし、演劇の世界に身を置くつもりならばハンパすぎた。ここから先は、べつのやり方を見つけなくてはならない。演劇をして暮らすのではなく、現在の生活に演劇を生かすこと。必要なのはその方法だが、さて、それにはどうしたら……。

フランスは近くなったけれど、「ふらんす」はどこまでも遠い。同じように、私にとってアヴィニョンは近くなったが、エンゲキはますます遠い。けれども、それもまた嬉しいことではないか。ふらんすはあまりに遠し、せめては新しき背広をきて、と。

パリを発つ日、時間つぶしに入ったブティックで、麻のジャケットを買った。マリが見立ててくれたうえ、値引きの交渉までしてくれた。私は買ったばかりの新しいジャケットに袖を通して、名残惜しいパリの街をあとにした。

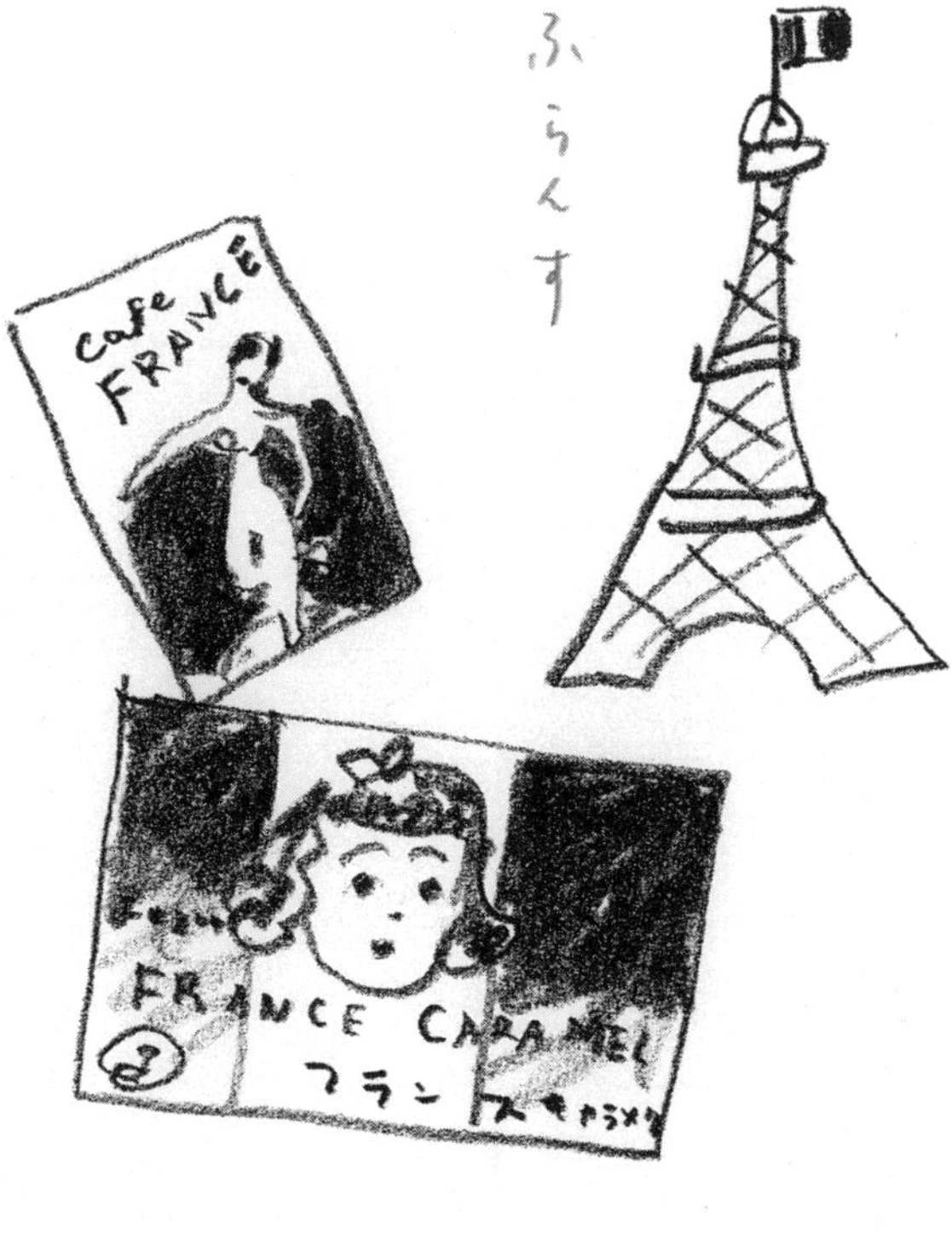
ふらんす
Cafe
FRANCE
FRANCE CARAMEL
フランスキャラメル

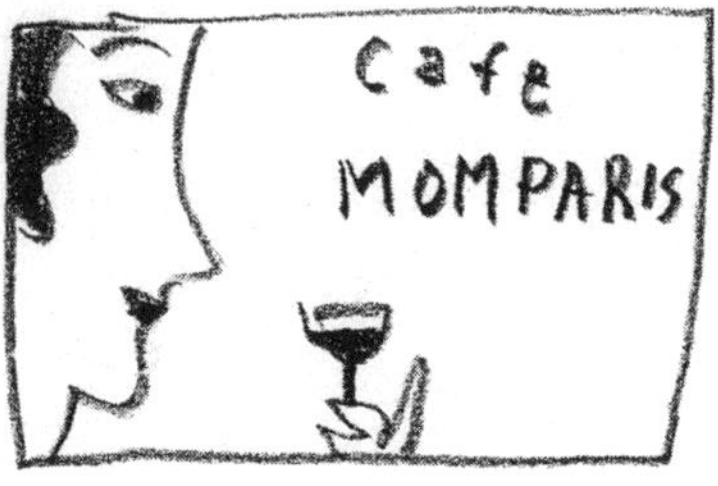
Cafe
MOMPARIS

第十五章　母を生かす、父も生かす

1

二〇一三年、夏。私の母はまだ生きている。

アルツハイマー病といわれておよそ二十年、経鼻経管栄養に頼ってはや十年。いまは実家を離れて、遊園地の横にある丘の上の病院で暮らしている。とはいえ、一日の大半は眠りの中だ。

じつは、私の父も同じ病院に入院している。二年前の暮れ、ついに父は老々介護に終止符を打ち、母を病院にあずけた。体がきかなくなってきたからである。もう少しで九十歳に手が届く年齢だ。無理もない。

母が入院したことにより、家は人の出入りがめっきり減った。母がいた頃は、介護のヘルパーさんや訪問看護師や訪問入浴のおにいさんおねえさんなどが、毎日入れ替わり立ち替わり来てくれていた。それが週に二回、午前中の短い時間、父のために家事ヘルパーが来てくれるだけになった。

ヘルパーさんたちに、センセイ、センセイと呼ばれながら、父はみずから率先して母の介護に当たっていた。ヘルパーを看護師代わりに、長いこと母の主治医を務めてきた。

そこにきて母の入院。これまで短期の入院は何度もしたが、今度は退院はないかもしれない。父は最愛の患者を失い、自分の役割を失い、さらに社会的つながりも失った。いっきに孤独の縁に立たされたのだ。二十年間、母の介護にかかりっきりで、外とのつきあいがなくなっていたし、年齢も年齢なので、旧友の多くはすでに鬼籍に入っている。

何年も前から不眠を訴えていたが、眠れない日がますます増えた。日中は眠そうで、放っておくとすぐに船を漕ぐ。さらに、背部痛と腰痛が悪化し、電動ベッドを使用しても起き上がるのが大変になった。背中も日に日に丸くなっていく。

そこで、母に遅れること約二ヵ月、検査とリハビリを兼ねて、同じ病院に入院するはこびとなったのだが、そこから先がまた大変だった。

まず、X線検査で腰椎の四ヵ所に圧迫骨折が見つかった。これは保存的に治療するしかないので、とくにどうするわけでもないが、入院して間もなく、夜間のせん妄と徘徊が始まった。日中も失見当識が現れ、話の受け答えもあやしくなってきた。

いよいよ、父にも認知症が？　内科と精神科の担当医から話を聞くと、レビー小体型のそれではないかという。私は、慢性的な睡眠不足と急な環境変化がたたって意識障害を起こしているのではないか、と控えめに主張した。

病因論はともかく、夜は寝てもらわないと困る。入院してから、睡眠薬をいろいろ試し、抗精神病薬も何種類か使ってみたが、どれもぱっとせず、かえってせん妄がひどくなることもあった。薬はいったん中止して、夜勤の看護師がテーブルを父の病室の前に運び、そこで寝ずの番をしてくれることになった。

診断にも治療にもいまひとつ決め手のないまま、入院も三ヵ月めに入ろうという頃、父が病室で転倒した。外傷はなかったが、念のため頭部CTを撮ったところ硬膜下血腫が見つかった。左の頭頂部にできた血腫が、脳を圧迫し反対側に押しやっていた。

主治医が、すぐに脳外科のある外の病院に話をつけ、即日、転院して手術を受けられるよう手はずを整えてくれた。十日ほど経ってから、父は頭にネットをかぶせた姿で、もといた病院の同じ病室に戻ってきた。

執刀医の説明では、出血は当日の転倒によるものでなく、もっと以前にあったものらしい。入院後、あるいはそれ以前、一人のときに転倒して頭を打っていたのかもしれない。そういえば、本人が夜にトイレに立ったときによろけたと言っているのを、何度か聞いた覚えがある。

父の調子は、頭の血腫を取り除いたからといって、すぐにスッキリ！　というわけにもいかなかった。眼も白内障が進んでいたので、夏に手術をして水晶体をレンズに取り替えた。眼鏡も新調した。だが、加齢黄斑変性があるとかないとかで、視力は期待したほど回復しなかった。

それでも、いつからか不眠が解消し、年が明けた頃には意識障害も消失した。夜間のせん妄や徘徊もなくなり、危険防止のために撤去されていた冷蔵庫やタンスが病室に戻された。一時は車椅子で移動していたが、歩行器を使って自分の足で歩けるようになった。

幸いなことに、父は認知症になっていなかった。私たちがそれを疑い出してから一年以上かかったが、父の脳はほぼ完全に機能を取り戻した。九十歳という年齢を考えれば、見事な回復力といってよいだろう。だが、これでめでたしというわけでもない。

父が家でつけていた日誌などを見ると、もう何年も前から遺言めいたことが記してあり、今回の入院も、ずいぶん思いつめてのことだったようだ。妻の介護ができなくなり、自分の力にも限界を感じ、入院したらもう長くはない……ぐらいに考えていたのではないか。

しかし、そう簡単には死ねなかった。慣れない環境で、父は孤独と死の恐怖と闘う羽目になった。その状況が精神に混乱を来したのではなかろうか。

もちろん、例の硬膜下血腫が入院前からあったとすれば、話は別である。いや、まるで別とも言いきれないか。頭に血腫があろうがなかろうが、周囲の状況や父自身の心理にさほど違いはなかったはずだ。

ない。

2

　そんなわけで、私の両親はいま二人とも同じ病院に入っている。退院の期限は設けられていない。

　病院側の発表によると、二〇一三年四月一日現在で在院患者数は二百三十九名。性別の内訳は、男六十六名、女百七十三名だが、うちの両親は仲良くこの一名ずつを占めている。

　在院者の平均年齢は八十六・六歳。平成二十三年の簡易生命表によると、男の平均寿命は七十九・四四年、女は八十五・九〇年だから、この病院の統計は、そのどちらよりも高い数字である。私の両親は、ともに大正の生まれであるから、それよりもさらに高齢だ。

　統計の中に両親に関連する数字を探すと、オムツ終日使用の人が百八十八名。母はこの中の一名。父も、いまは自分で用を足せるが、昨年はオムツの世話になっていたから、人数に入っているかもしれない。母と同じく経鼻経管栄養を行っている人は十六名いた。胃瘻を造っている人は、もっと多く、三十七名だ。

　年齢構成に戻って、もう少し詳しくみてみると、九十歳以上が八十九名、うち百歳以上が十二名と、全体の四割ちかくの人が九十歳以上。この後にこの数字を並べるのもどうかと思うが、一年間の死亡者数は百十六名と、在院者の半数に届きそうな数字だ。これが治療成績だったら大変なことだが、そうではない。この数字が示すのは、介護から看取りまでを行う病院を終の棲家とした人が、これだけの数いたという事実である。

ともあれ、父はここに母を預け、自分もその後を追うように入院した。そして、いまのところ、退院するつもりはないようだ。白内障の手術をするまでは、目が見えるようになったら退院するかと言っていたが、期待したほどの結果が出なかったので、家に帰る自信をなくしたらしい。

そうでなくても、この歳でいたれりつくせりの入院生活を経験すれば、そう簡単に一人きりの生活には戻れなくなるだろう。あるいは、子どもたちに迷惑はかけられない、と頑張っているのかもしれない。そして、その子どもたちも、「お父さん、元気になったんだから、おうちに帰りましょう！」とは言い出せないでいるのだ。

もし、それがいま言えるくらいなら、私は母の介護を父に任せきりにしなかっただろうし、母がボケ始める前から、もっと両親に親切にしていただろう。十年以上にわたる親孝行プレイにも、どこかで終止符を打って、本物の孝行息子になれていたであろう。でも、そうはならなかった。

両親が入院してから、私の親孝行プレイは一段と簡略化された。病院のある場所は、私の家と実家のちょうど中間ぐらいにあるから、往復にかかる時間も片道分になった。

日曜日の午後、私は妻を車の助手席に乗せて、丘の上の病院に向かう。病院の入り口でセキュリティカードをかざし、ドアの開くのを待って中に入ると、受付に座るスタッフが笑顔で迎えてくれる。

母と父は、部屋は別々だが、同じ階で生活している。まず、父の顔を見てから、南の端の部屋にいる母を迎えに行く。すれ違う看護師やスタッフが、みな笑顔で挨拶してくれる。

「離床、お願いします」と頼んで、母をベッドから車椅子に移してもらう。車椅子といっても、母はもう坐位をとれないので、寝椅子に車が付いたような大がかりな器械に乗せて院内を移動する。

それから父には支度をさせ、四人で最上階のレストランに行く。母の寝椅子を押すのは、いつの間にか妻の役目となった。父は、いまは歩行器を使って歩いているが、車椅子に乗っていたときは私がそれを押した。

天気が悪くなければ、レストランに入る前に、外のデッキに出る。目の前を、遊園地の色とりどりのゴンドラが行き来し、ジェットコースターが人々の喚声を運んでいく。この風景を私たちは何十回となく見てきた。

レストランでは喫茶の時間である。ここのメニューも何十回も見た。私や妻は、ふだん喫茶店に入っても甘いものを注文することはないのだが、ここではプリンだのケーキだのぜんざいだの、そういうものを食べるのが習慣になってしまった。

父は、すでに部屋でおやつを済ませているのだが、ここでもうひとつ食べる。毎週のことだから、メニューは暗記するほど見ているはずだが、何があるんだと聞くので、ひとつずつ写真を見せてやる。私たちは、それぞれメニューを選ぶが、母はもちろん何も口にできない。

食べ物は幼い頃の記憶を呼び戻す。ソフトクリームは新宿の伊勢丹の食堂で、アイスクリームは四谷の主婦会館の喫茶室で食べた。緑色の鮮やかなクリームソーダが出てきたのは、どこの不二家だったっけ……。

家族で食事に行った店も覚えてはいるが、不思議なことに、幼い頃の甘味に関する記憶の中には、母の姿しか出てこない。まさに甘い記憶といったところだ。

会計を済ませてレストランを出たら、一階まで降りて売店で買い物をすることもあるし、外に出て庭をぐるりと回ることもある。そのあと、一同で母を部屋に送り届けて、院内散歩は終了だ。

病室の前で、母を寝椅子ごと看護師に託す。父は母の頭をなでて「さよなら、ママ」と言った。「まあ、お寂しいですわね、センセイ」などと看護師がからかう。

父は照れ笑いを浮かべ、「じゃあ、お願いします」と、ゆっくり歩行器をUターンさせた。

父はここでもまた「センセイ」と呼ばれている。小さいながらも、ここはここで彼の社会なのだ。

自分の部屋に戻ると、父はパジャマに着替えてベッドに横になる。こればかりの運動でも、けっこう疲れるらしい。父が着替えを終えるのを待って、私たちは病室を去る。

父に「こんちは」と声をかけてから、「じゃあ、また来週」と別れを告げるまで、だいたい一時間半。これが毎週日曜日に繰り返される私たち親子の時間、私たち親子の現在である。

3

母の枕元の壁には、ベッドに横たわる全身像が撮られた写真が二枚貼ってある。そこには、体位によってクッションを体のどこに当てるか、細かい指示が書き込まれている。大きさの違う数々のクッションを駆使し、褥瘡のできるのを防いでいるのである。

母は、もう何年も前から、自分の意思で体を動かすことができなくなっている。姿勢もほぼ変わらないが、関節の拘縮、力の入り具合は、時間とともに少しずつ変化してきた。

両上肢は、左右同じように、肘関節で強く屈曲し、両手は手背を表にして胸の前に置かれている。一時、両手を強く握りしめて、爪が手掌に食い込むほどだったときは、ムーミンやロディの縫いぐるみをクッション代わりに握らせていた。いまは、逆に力が抜けて、握らせようとしても掌から落ちてしまう。

下肢は、骨折後に人工骨頭を入れた左股関節が大きく内転、内旋し、さらに膝関節も強く屈曲しているため、左の膝が右肘の下のところまで来ている。逆に、右脚は股関節も膝関節も足関節もすべて伸展し、まっすぐ下に伸びている。

ほぼ一日中寝ているようだが、細く目を開けているときもある。両眼球の瞳は右上方にぎゅっと向いている。口は開いているときもあれば閉じているときもあって、数年前のように、上下に伸びきった変な顔はしなくなった。

神経内科医ならば、私のこの記述をもとに、脳のどのあたりに病変があるか推測がつくのだろうが、いまの私はそんなことに興味はない。母が、このような姿で生き続けねばならないことが、気の毒であり残念なだけである。

ただし、この思いが強くなったのは、比較的最近のことだ。とくに、延命治療が人々から自然な死を奪ったという議論がメディア上で盛んになり出してからというもの、私はそれまでとまた別の形で母の生について考えざるをえなくなった。

近年、癌が見つかっても緩和医療を希望する人、強制栄養や点滴を拒み老衰死を選ぶ人、病院より自宅での最期を望む人などが増えてきているという。私自身も自分の死にあたっては、なるべく余計なことはしてほしくないと思う。父も日誌に残した遺言の中でそのようなことを書いていた。日本尊厳死協会に入会までしている。では、なぜ私たちは母の鼻にチューブを入れる道を選んだのか。

父は、母に一日でも長く生きていてほしいと思ったのだろうし、いまもそう思っているだろう。夫婦の関係を別にしても、戦後すぐに医者になり、長いこと病院で働いてきた父にとって、患者の延命を望むのは当然だったのであろう。

私も、十年前は、あたりまえのなりゆきとして、父の選択を受け入れた。だが、いまの母の姿を予測できたら、断固として反対したに違いない。いや、ちょっと待て。予測などするつもりはなかったし、したくもなかったのだから、この仮定は意味がない。

十年前、すでに本人に意思決定の力はなかったが、それが愛であろうとエゴであろうと、家族の希望によって母は生かされた。そして、その先も。だから、母には、いままでどおり生きていてもらわねばと思う。父を生かすために。だが、もしもこの先、父が先に逝くことになったらどうする？

少し前に、井上靖の『わが母の記』が映画化され、主演の樹木希林が賞を取って話題になった。この映画のＣＭを見ていたら、役所広司が樹木希林を背負って波打ち際を歩くシーンが流れた。これは私の知っているあの話ではないと直感したので、映画を見る気にはなれなかった。

原作の『わが母の記』は、高齢の母が「耄碌」して死にいたるまでを描いた三部作『花の下』、『月の光』、『雪の面』を一冊にまとめたものだ。ここに描かれた母と息子の関係は、映画のCMに見るようなベタベタしたものではない。

たとえば、『雪の面』に描かれた母と息子の別れのシーン、郷里の伊豆に住む母を訪ねた作家が東京に戻る日の朝のひとこまは、こんなふうだ。


十時にくるまが来た。

「じゃ、おばあちゃんも元気で」

私が言うと、

「もうお帰りですか」

母は玄関まで送って来た。土間に降りようとしたので留めると、

「では、ここで」

と母は言って、玄関の上り框の上に立っていた。くるまに乗る時、母の方へ目を遣ると、母はこちらに顔を向けたまま、両手で襟を合せていた。一生懸命に襟を合せているといった、そんな仕種に見えた。着物の乱れを直して送ろうと思っていたのであろう。これが私が見た母の

最後の姿であった。（『わが母の記』講談社文芸文庫版）

年譜に照らすと、これは昭和四十八年の九月の出来事だとわかる。約二ヵ月後に母親は八十九歳で亡くなっており、そのとき井上靖は六十六歳だった。母が「耄碌」し始めてから、すでに十五年以上が経過していたことになる。

引用した部分だけではよくわからないだろうが、母親の脳はいまが何月か、自分が見送っている相手が誰かさえ、正しく認知していない。それでも、ここには、息子に対しても礼節を失わない明治の女がいる。母親の威厳のようなものも漂っている。それでいて、本人は身なりに神経が届いているか自信の持てないふうでもある。

そして、その姿を離れた距離から目に収める息子。この距離と視線が、二人の関係を象徴しているように思う。だとすると、先の映画CMの映像は、私にはありえないものだ。この誇り高い母親は、息子に自分を背負わせるようなまねはしないだろうし、息子の方もそんなふうにして戯れることを好まないだろう。

私は、母がアルツハイマー病で寝たきりになってから、この作品の存在を知った。そして、一種の羨望を持って、これを読んだ。

ここに登場する、お嬢さん育ちで勝ち気で強い母親のイメージは、私の母に重なる。だが、老いてからの姿が違いすぎるし、私と母との最後の瞬間は、どうしてもこうはなりえない。いまのままなら、母の「最後の姿」も容易に想像できる。私はそれを病院の中で見ることになるのだろうか。

そのとき、母の尊厳はどのように守られ、誇り高い死はどのように演出されるべきなのか。また、それは可能なことなのか。いまからでも巻き返しは利くのか、どうなのか。

もし、父が先に逝くようなことがあれば、母の鼻のチューブを「長い間おつかれさま」と言って抜いてやりたい。この作業は、さすがに人まかせにはできない。そして、それはたぶん私にしかできないことだ。もちろん、姉や叔母たちの承諾を取りつけないとならないだろうが。

父の四十九日が過ぎた頃に仕事を休んで、といっても、そんなに長く休む必要はないだろうが、母を実家に連れ帰り、寝室のベッドに寝かせ、それから経鼻チューブを抜いて最期のときを待つ……。

私はそんなことを夢想するが、いくらなんでも、これは親孝行プレイの域をはみ出ている。それだって息子のエゴにかわりはないだろうし、なんだか安手のヒロイズムのようにも思える。「親孝行」より「親不孝」の方向にはみ出る心配もある。

母が父より先に逝くことがあれば、私の夢想は夢想に終わるだろう。だが、順番が違ったときのことも考えて、私も覚悟を固めておかねばならない。それには、まだしばらく時間がかかりそうだ。その間は、父にも生きていてもらわなくては困る。

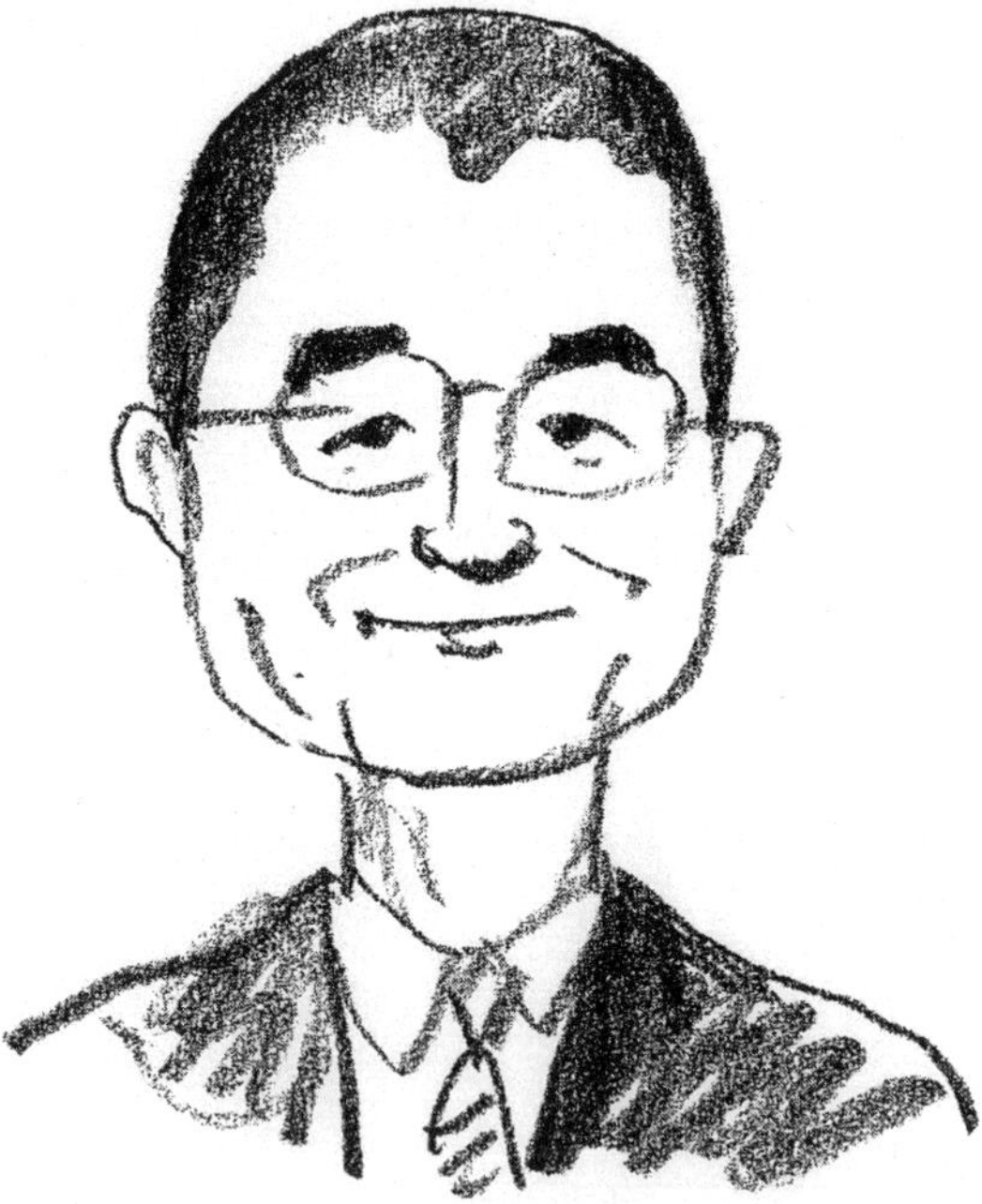

山登《ヤマト》先生

あとがき

本書は、「そだちの科学」（日本評論社）に連載されたエッセイ『こんな男に誰がした　～育てられのカガク』から十五編を選び、加筆、構成したものである。連載といっても、この雑誌が年二回の刊行なので、連載開始から最終章にたどりつくまでに、じつに十年の歳月が流れている。本書でいうと、第一章が書かれたのが二〇〇三年の夏、第十五章が今年二〇一三年の夏である。その間の章は書いた順を無視して並べ直した。

連載当初のコンセプトは、ボケていく母と自分の関係を見つめながらマザコンの本質を鋭く問う！　というものであった。しかし、私の母が経管栄養のチューブにつながれた眠り姫となってからというもの、内容は身辺雑記や思い出話へと迷走することが増えた。それでも、一男子の育ちに影響を与える因子は、母子関係以外にもいろいろあるはずだから、そういう観点からすると、私の育った時代や街、通った学校などのことを書き記しておくのも意味があるように思えた。私が関心を持った漫画や演劇などのサブカルチャーについても同様である。

自分のなりたちについては、誰もが考えることだと思うが、子どもの頃から私の内には「自分は何者か」という問いはなく、「自分は何故こういう自分なのか」という問いだけがあった。不思議なことに、「自分がある」ことは私にとっては自明であった。私はいつも過剰な自意識を持て余していた。

右の問いに答えを探すとき、親子関係を中心に生育歴を振り返るのは、精神科や心理の領域に限らず定石であろうし、文章を載せた雑誌の性格からしても、「こんな男に誰がした」かの「誰」には、まず母親が来るのが妥当と思われた。はなから、すべてを母親に押しつけるつもりなどないが、恨み言を言ってみたい気もちょっとはあった。

この感情は母親に対する「甘え」の表れであるから、誰にでも多少はあるはずだが、とくに、私が臨床で出会う患者さんたちとは共有できるものだと思う。たとえば、思春期の不登校や摂食障害、ひきこもりの諸君。あるいは、いわゆる日本型アダルトチルドレン、すなわち、幼い頃から親にキッチリ人生を決められてしまったがゆえに、成人しても生きづらさを抱えている人たち……。

親に子どもを心配する権利があるように、子どもには親を責める権利があると思う。だが、もちろん、そんなことばかりしていても幸せはやってこない。だいいち気持ちが良くない。自分の人生を手に入れるためには、やはりどこかで「親」を振り切る必要がある。

私の場合は本書で「こんな男になったのはママのせい！　それでもやっぱりママが好き！

すべての男はマザコンである！」と言い切ってしまってから、ずいぶんとラクになった。こんなことが言えたのも、母がボケてくれたおかげである。これで私もようやく大人になれる気がする。感謝の意を込めて、本書を母・栄子と私のすべてのファミリーに捧げたい。

さて、拙著が世に出るにあたって、また多くの方々にお世話になった。はじめに、このたび編集の労を執っていただいた中満和大さん、そして、十年近く前に単行本化の約束をしてくださった佐々木啓予さん、どうもありがとうございました。それから、「そだちの科学」に連載の機会を与えてくれた日本評論社のテリー編集長こと遠藤俊夫氏にも、お礼の言葉を申しあげねばならない。サンキュー、テリー！　最後に、装幀と挿画をお願いした南伸坊氏に厚く御礼申し上げます。学生時代に「ガロ面白主義」の洗礼を受けた私にとって、当時の「ガロ」編集長であった南氏に拙著を飾っていただいたことは、まさに望外の喜びでありました。

二〇一三年八月吉日　　世田谷区砧の自宅にて

山登敬之

| 著者 | 山登敬之
東京えびすさまクリニック院長。1957年東京都生まれ。筑波大学大学院博士課程医学研究科修了、医学博士、精神科医。専門は児童青年期の精神保健。国立小児病院精神科、かわいクリニックなどに勤務の後、2004年に現在のクリニックを開設。また、1992年から13年間、劇団東京乾電池に所属し、創作・評論に携わる。主な著書に『拒食症と過食症』(講談社現代新書)、『新版　子どもの精神科』(ちくま文庫)、『芝居半分、病気半分』(紀伊國屋書店)、『パパの色鉛筆』(日本評論社) などがある。

JASRAC　出 1309517-301

母《はは》が認知症《にんちしょう》になってから考《かん》えたこと　　こころライブラリー

2013年10月30日　第1刷発行

著　者　山登敬之《やまとひろゆき》
発行者　鈴木　哲
発行所　株式会社講談社
東京都文京区音羽二丁目 12－21　郵便番号 112－8001
電話番号　出版部　03－5395－3560
販売部　03－5395－3622
業務部　03－5395－3615

印刷所　慶昌堂印刷株式会社
製本所　株式会社若林製本工場

ISBN978-4-06-259713-5
N. D. C. 367　207p　19cm